Pflegeheime am Pranger

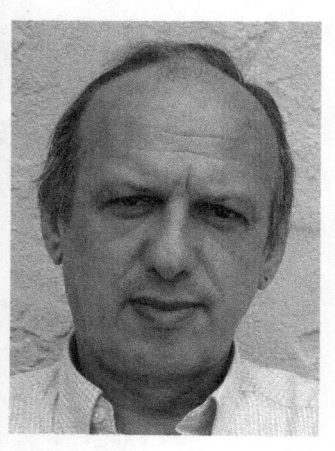

Der Autor

Michael Graber-Dünow, geb. 1957, ist Dipl.-Sozialarbeiter, staatlich anerkannter Altenpfleger und seit 25 Jahren als Heimleiter in Frankfurt/Main tätig. Zahlreiche Buch- und Zeitschriftenveröffentlichungen zur sozialpolitischen Problematik der Altenhilfe sowie zu Milieutherapie und Kulturarbeit.

Michael Graber-Dünow

Pflegeheime am Pranger

Wie schaffen wir eine bessere Altenhilfe?

Mabuse-Verlag
Frankfurt am Main

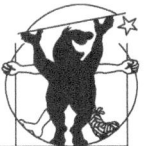

Bibliografische Information der Deutschen Nationalbibliothek

Die Deutsche Nationalbibliothek verzeichnet diese Publikation in der Deutschen Nationalbibliografie; detaillierte bibliografische Angaben sind im Internet unter http://dnb.d-nb.de abrufbar.

Informationen zu unserem gesamten Programm, unseren AutorInnen und zum Verlag finden Sie unter: www.mabuse-verlag.de.

Wenn Sie unseren Newsletter zu aktuellen Neuerscheinungen und anderen Neuigkeiten abonnieren möchten, schicken Sie einfach eine E-Mail mit dem Vermerk „Newsletter" an: online@mabuse-verlag.de.

© 2015 Mabuse-Verlag GmbH
Kasseler Str. 1 a
60486 Frankfurt am Main
Tel.:   069 – 70 79 96-13
Fax: 069 – 70 41 52
verlag@mabuse-verlag.de
www.mabuse-verlag.de

Satz: Tischewski & Tischewski, Marburg
Umschlaggestaltung: Franziska Brugger, Frankfurt am Main
Umschlagfoto: © binkski/istockphoto.com

Druck: CPI – Clausen & Bosse, Leck
ISBN: 978-3-86321-179-0
Printed in Germany
Alle Rechte vorbehalten

Inhalt

	Einführung	9
1	**Altenpflegeheime in Deutschland**	13
1.1	Trägerkonstellationen	15
1.1.1	Das Pflegeheim als Renditeobjekt	16
1.1.2	Bürokratische Wasserköpfe	20
1.2	Die öffentliche Wahrnehmung	25
1.3	Gründe für den Heimeinzug	31
1.4	Wer lebt im Heim?	33
1.5	Annäherung an das Heimleben	36
2	**Problembereiche des Heimlebens**	39
2.1	Privatsphäre im Heim: „Wohnst Du noch oder lebst Du schon?"	39
2.1.1	Die Bedeutung von Privatheit für die Bewohner	40
2.1.2	Personalisierung und Respektierung des Wohnraums	47
2.2	Tagesablaufgestaltung: „Der Bewohner steht im Mittelpunkt und damit jedem im Weg."	49
2.3	Aktivitäten: „Diese Langeweile bringt mich noch um!"	58
2.4	Zur Personalsituation: „Ich habe keine Zeit!"	63
3	**Ursachen und Auswirkungen des Pflegenotstands**	65
3.1	Das Problem der Personalbemessung	65
3.2	Belastungen der Pflegenden	73
3.2.1	Die zweite Dimension des Pflegenotstands	76
3.2.2	Kostensenkung zu Lasten der Beschäftigten	78
	Exkurs: Outsourcen von Dienstleistungen	81

3.2.3	Wege aus der Misere?	83
3.2.4	Ein Beruf mit schlechtem Image	85
3.2.5	Nachwuchssorgen	87
4	**Die Pflegeversicherung: Von der Lösung zum Problem**	91
4.1	Reformbemühungen	97
4.2	Pflegebedürftigkeit – ein Begriff, der es in sich hat	100
4.3	Rechtliche Neuerungen	102
4.4	Pflegeversicherung abschaffen	105
	Zwischenruf – *Claus Fussek*	109
5	**Was ist Qualität?**	119
5.1	Der Kunde ist König?	119
5.2	Bürokratische Instrumente	122
	Realsatire: Von Dienstleistungsabenden und Kundenparkplätzen	125
5.3	Positive Auswirkungen der Qualitätsdiskussion	127
5.4	Im Dokumentationswahn	128
	Realsatire: Qualität ist, wenn man trotzdem lacht	130
6	**Überregulierung der Heime**	133
	Realsatire: Bettenbürokratie	135
7	**Mogelpackung Pflegenoten**	141
7.1	Qualitätsprüfungen verschlechtern Pflegequalität	143
7.2	Weitere Kritikpunkte	145
7.3	Kosmetische Korrekturen	149
7.4	Unverantwortlich hohe Kosten	151
7.5	Vermeintliche Kehrtwende	153
8	**Resümee**	157
	Literatur	167

Der Kompass klemmt, die Navigatoren
Haben schon längst die Richtung verloren
Die Nacht ist schwarz, der Nebel so dicht
Und schon seit Jahren kein Land in Sicht ...

Udo Lindenberg, Odyssee

Far between sundown's finish an' midnight's broken toll
We ducked inside the doorway, thunder crashing
As majestic bells of bolts struck shadows in the sounds
Seeming to be the chimes of freedom flashing ...
Tolling for the aching, whose wounds cannot be nursed
For the countless confused, accused, misused, strung-out
    ones and worse
And for every hung-up person in the whole wide universe
And we gazed upon the chimes of freedom flashing.

Bob Dylan, Chimes of freedom

Einführung

Die stationäre Altenhilfe steht am Pranger der öffentlichen Wahrnehmung; ihr Image ist zweifelsfrei schlecht. Nahezu regelmäßig berichten Medien über skandalöse Zustände in Altenpflegeheimen:

„Abkassiert und totgepflegt?"
„Altenheimbewohner misshandelt und missbraucht"
„Senioren im Urin liegen lassen"
„Jährlich 10.000 Tode durch Mangelversorgung?"
„Bewiesen: Pflegerin im Altenheim schlug zu"
„Erneut Mängel in einem Seniorenheim"
„Dement! Ruhiggestellt! Dann kamen die Ratten ..."

Dies sind nur einige wahllos herausgegriffene Schlagzeilen der letzten Jahre. Von mangelhafter Pflege über massive Vernachlässigungen bis zur aktiven Gewalt reichen die Vorwürfe. Folgt man der Argumentation von Heimbetreibern und Verbänden, handelt es sich bei den beschriebenen Skandalen allerdings nur um „bedauerliche Einzelfälle" einiger „schwarzer Schafe".

Aber sind dies wirklich nur Einzelfälle, die von den Medien sensationslüstern aufgebauscht und genüsslich ausgeschlachtet werden, um die eigene Auflage in die Höhe zu treiben? Oder beschreiben diese Schlagzeilen die Lebenswirklichkeit in deutschen Pflegeheimen? Handelt es sich dabei vielleicht sogar nur um die Spitze des Eisbergs, unter dem sich ein inhumanes, am Rande der Legalität einzig auf den Profit bedachtes, vielleicht sogar im wahrsten Sinne des Wortes „über Leichen gehendes" System verbirgt?

Gerade angesichts des demografischen Wandels ist die pflegerische Versorgung der Bevölkerung ein zentrales sozialpolitisches Thema. Fast jeden Bürger unserer Gesellschaft geht Pflege irgendwann an: Als Angehörigen, dessen Lebenspartner oder dessen Eltern, Großeltern oder sonstige nahe Verwandte der Pflege bedürfen sowie als potenziell selbst Betroffener.

Das vorliegende Buch will daher den zuvor gestellten Fragen nachgehen. Wie ist es um die stationäre Pflege in Deutschland tatsächlich bestellt? Welche Fakten verbergen sich hinter den erschreckenden Skandalmeldungen?

Dazu werden zunächst die Entwicklungstendenzen der Heime in den zurückliegenden Jahrzehnten skizziert und die derzeitige gesellschaftliche Bedeutung stationärer Einrichtungen der Altenhilfe dargestellt (Kapitel 1). Am Beispiel des Wohncharakters, der Tagesablaufgestaltung und der Aktivitätenangebote werden danach zentrale Problembereiche des Heimalltags analysiert (Kapitel 2). Daran schließt sich eine Beschreibung der Ursachen und Auswirkungen der in der Öffentlichkeit oft mit dem Schlagwort vom „Pflegenotstand" beschriebenen Personalsituation an (Kapitel 3). Das vierte Kapitel thematisiert die Pflegeversicherung, die zu einem tiefgreifenden Wandel in den Heimen geführt hat. Im Anschluss daran werden einige wichtige Aspekte der Qualitätsdiskussion aufgegriffen (Kapitel 5) sowie die Überregulierung der Heime und die Bürokratisierung der Pflege problematisiert, die in den Pflegenoten ihren traurigen Höhepunkt gefunden hat (Kapitel 6 und 7).

Zugleich wird in den einzelnen Kapiteln ebenso wie im abschließenden Resümee versucht, notwendige sozialpolitische Konsequenzen aufzuzeigen, die dazu beitragen können, die stationäre Pflege in Deutschland so zu organisieren, dass sie den Interessen und Bedürfnissen der Pflegebedürftigen gerecht wird.

Neuberg, im April 2015

1 Altenpflegeheime in Deutschland

Die Anzahl und die gesamtgesellschaftliche Bedeutung von Altenpflegeheimen sind in den vergangenen Jahren ständig gewachsen. So gab es im Jahr 1994 ca. 8.300 Einrichtungen, in denen rund 661.000 pflegebedürftige Menschen lebten.[1] Gemäß der Pflegestatistik des Statistischen Bundesamtes bestehen mittlerweile 12.354 Pflegeeinrichtungen mit insgesamt 875.549 Plätzen[2]. Dies entspricht einer Steigerungsrate von 24,5 Prozent.

Für die Zukunft ist angesichts des demografischen Wandels ein weiter zunehmender Pflegebedarf zu erwarten: Im Jahre 2007 lebten in Deutschland 2,25 Millionen Menschen, die im Sinne des Pflegeversicherungsgesetzes pflegebedürftig waren (zur Problematik der Definition des Pflegebedarfs siehe Kapitel 4.2 „Pflegebedürftigkeit – ein Begriff, der es in sich hat"). Da das Risiko pflegebedürftig zu werden mit steigendem Alter immer mehr zunimmt, prognostizieren Bevölkerungswissenschaftler mit dem Anstieg der Zahl alter Menschen in der Gesellschaft die gleichzeitige Zunahme von Pflegebedürftigen auf 3,37 Millionen

---

[1] Bundesministerium für Familie, Senioren, Frauen und Jugend (Hrsg.) (1997): Hilfe- und Pflegebedürftige in Heimen, Kohlhammer, Stuttgart, S. 25.

[2] http://www.gbe-bund.de/oowa921-install/servlet/oowa/aw92/dboowasys921.xwdevkit/xwd_init?gbe.isgbetol/xs_start_neu/&p_aid=3&p_aid=7622207&nummer=570&p_sprache=D&p_indsp=99999999&p_aid=58268626; besucht am 13.01.2014.

im Jahre 2030 und unter Umständen bis zu 4,5 Millionen im Jahre 2050.[3]

Ob sich die somit zu erwartende Steigerung der Nachfrage nach pflegerischen Dienstleistungen auch in einem weiteren Bedarf nach Heimplätzen niederschlagen wird, ist allerdings strittig: Da derzeit knapp 32 Prozent der Pflegebedürftigen in Heimen gepflegt werden, ist unter einer linearer Fortschreibung des gegenwärtigen Status quo im Jahre 2030 mit 1,07 Millionen Heimbewohnern in 15.216 Heimen zu rechnen. Die Wirtschaftsprüfungsgesellschaft Ernst & Young[4] erwartet eine Zunahme des Bedarfs von 202.000 Pflegeplätzen sogar schon im Jahr 2020. Die Bank für Sozialwirtschaft kommt in ihrer Marktanalyse hingegen zu dem Ergebnis, dass „sich in der Sozialen Pflegeversicherung der Anteil der Netto-Neubezieher vollstationärer Dauerpflegeleistungen in allen drei Pflegestufen reduziert [hat]. Innerhalb der Pflegestufe I ist bspw. der Anteil der Netto-Neuzugänge der Leistungsempfänger von vollstationären Dauerpflegeleistungen von 28,2 % im Jahr 2007 auf 7,0 % im Jahr 2010 gesunken. Unter Annahme der Fortsetzung der beschriebenen Entwicklungstendenzen ergibt eine Projektion der zukünftigen Nachfrage nach vollstationärer Dauer- und Kurzzeitpflege, dass die am Jahresende 2009 bundesweit rund 819.000

---

3 Statistische Ämter des Bundes und der Länder (2010): Demografischer Wandel in Deutschland, Auswirkungen auf Krankenhausbehandlungen und Pflegebedürftige im Bund und in den Ländern, S. 21ff., zit. n.: http://www.statistikportal.de/statistik-portal/demografischer_wandel_heft2.pdf; besucht am 17.01.2014.

4 Ernst & Young (2011): Stationärer Pflegemarkt im Wandel, Gewinner und Verlierer 2020, S. 25, zit. n.: http://www.ey.com/Publication/vwLUAssets/Pflegemarktstudie_2011/$FILE/Pflegemarktstudie%202011%20EY.pdf.

verfügbaren Plätze bis zum Jahr 2040 für die vollstationäre pflegerische Versorgung ausreichen würden."[5]

Welches dieser Zukunftsszenarien tatsächlich zutrifft, wird zum einen von den Fortschritten und dem weiteren Ausbau der geriatrischen Rehabilitation, die vor allem darauf zielt, die individuelle Selbstständigkeit zu erhalten und Pflegebedürftigkeit auch nach einer schweren Erkrankung zu vermeiden, abhängen. Eine weitere entscheidende Komponente wird die Nachfrage nach Heimplätzen sein, die wiederum wesentlich von der Verbesserung der Möglichkeiten familialer Pflege, dem weiteren Ausbau ambulanter Dienste, dem Einbezug bürgerschaftlichem Engagements im Wohnquartier sowie der Entwicklung und dem Ausbau alternativer Wohn- und Versorgungsformen abhängt.

1.1 Trägerkonstellationen

Von den Pflegeeinrichtungen befinden sich 54,4 Prozent in freigemeinnütziger Trägerschaft; 40,6 Prozent werden von privaten und 5,0 Prozent von öffentlichen Trägern[6] betrieben. Während im Vergleich zu früheren Jahren der Anteil von Einrichtungen freigemeinnütziger Träger stabil blieb (1994: 55 Prozent), ist tendenziell ein Anstieg der privaten (1994: 29 Prozent) bei gleichzeitigem Rückgang der öffentlichen Trägerschaft (1994:

---

5 Bank für Sozialwirtschaft (2012): BFS-Marktreport 2012, Pflegeheime unter Druck, Köln, S.11.

6 http://www.gbe-bund.de/oowa921-install/servlet/oowa/aw92/dboowasys921.xwdevkit/xwd_init?gbe.isgbetol/xs_start_neu/&p_aid=3&p_aid=5587446&nummer=570&p_sprache=D&p_indsp=99999999&p_aid=64471873; besucht am 13.01.2014.

16 Prozent) zu verzeichnen[7]. Diese Entwicklung entspricht dem Willen des Gesetzgebers, der mit Einführung des Pflegeversicherungsgesetzes im Jahre 1996 einen „Pflegemarkt" geschaffen hat, der gezielt für private Anbieter geöffnet wurde. Der Vorrang der freien Wohlfahrtspflege gegenüber öffentlichen Trägern ist hingegen durch das Subsidiaritätsprinzip schon lange festgeschrieben.[8]

1.1.1 Das Pflegeheim als Renditeobjekt

Während freigemeinnützige Träger in der Regel in der Tradition eines religiösen[9] oder humanitären[10] Welt- und Menschenbildes stehen, verbinden private Anbieter von Pflegeleistungen mit ihrem Investment überwiegend Renditeerwartungen. So heißt es beispielsweise in der Leistungsbilanz der IMMAG Immobilienfonds GmbH mit einem Portfolio von 98 Pflegeeinrichtungen: „Das Geschäftsjahr 2011 schließt für den Konzern mit einem Ergebnis der gewöhnlichen Geschäftstätigkeit von € 6,1 Millionen und einem Jahresüberschuss nach Steuern von € 3,7 Millionen. Die Ertragslage des Geschäftsjahres war damit wiederum sehr positiv, wenn auch das bessere Vorjahresergebnis nicht erreicht werden konnte."[11] Das börsennotierte Unternehmen Curanum, das bundesweit 124 Einrichtun-

---

7 Bundesministerium für Familie, Senioren, Frauen und Jugend (Hrsg.), a.a.O., S. 27.

8 Vgl. § 10 Bundessozialhilfegesetz vom 30. Juni 1961.

9 Caritas, Diakonisches Werk, Zentralwohlfahrtsstelle der Juden in Deutschland.

10 Deutsches Rotes Kreuz, Arbeiterwohlfahrt, Paritätischer.

11 Leistungsbilanz 2011, S. 189, zit. n.: http://www.immac.de/leistungsbilanz/IMMAC_LB_2011.pdf?fsize=1.

gen, die vollstationäre Dauerpflege, Kurzzeitpflege und betreute Wohnappartements anbieten sowie 20 Ambulante Dienste unterhält, weist einen Gewinn von 5,2 Millionen Euro vor Steuern aus[12]. Mit Pflege lässt sich also viel Geld verdienen.

Diese Renditeerwartung führt in einigen Regionen Deutschlands, vor allem in Ballungszentren, wie beispielsweise in Frankfurt am Main, zu einem regelrechten Bauboom vor allem privater Träger, der den aktuellen Bedarf weit übersteigt, sodass zwischenzeitlich ein immenses Überangebot an Heimplätzen besteht. Für alle Menschen, die einen Heimplatz suchen, scheint dies auf den ersten Blick erfreulich zu sein, da sie zwischen verschiedenen Alternativen wählen können. Für die Heime bedeutet es jedoch erhebliche Auslastungsprobleme mit massiven wirtschaftlichen Konsequenzen, die sich wiederum negativ auf die Bewohnerinnen und Bewohner auswirken. So müssen beispielsweise im Bundesland Hessen die Entgeltsätze auf Grundlage einer Auslastungsquote von 98 Prozent kalkuliert werden. Die tatsächlichen Auslastungsquoten sind regional sehr unterschiedlich. In Frankfurt am Main lagen sie aufgrund des dortigen Überangebots an Heimplätzen im Jahr 2011 nur noch bei durchschnittlich 84,5 Prozent[13].

Die zuvor schon zitierte Marktanalyse der Bank für Sozialwirtschaft prognostiziert, „dass Pflegeheime zukünftig in zunehmendem Maße unter Ertragsdruck geraten werden.

---

12 Geschäftsbericht 2012, S. 63, zit, n.: http://www.curanum.de/web_files/cms_daten/2888/20130225_geschäftsbericht_2012_final-geschützt_1.pdf.

13 https://www.frankfurt.de/sixcms/media.php/738/1999_2011_SGB%20XI_Abbildungen.pdf; besucht am 17.01.2014.

Festzumachen ist dies insbesondere an dem wachsenden Auslastungsrisiko, dem bedeutendsten wirtschaftlichen Risiko von Pflegeheimen. Bereits in den letzten Jahren wurde das Angebot an Pflegeplätzen deutlich stärker ausgeweitet, als die Inanspruchnahme gestiegen ist."[14]

Um wirtschaftlich überleben zu können, sind die Heime somit zu Kosteneinsparungen gezwungen. Da ein großer Teil der Heimkosten Fixkosten sind, besteht neben der Rationierung von Verbrauchsgütern, wie beispielsweise Nahrungsmitteln oder Pflegematerial, ein Kostensenkungspotenzial hauptsächlich bei den Personalkosten. Es liegt auf der Hand, dass solche Maßnahmen zur Kostensenkung negative Auswirkungen auf die Lebensqualität der Heimbewohner haben.

Hinzu kommt die Tatsache, dass die Ausbildung und Nachwuchssicherung von Pflegekräften nicht mit dem Bau neuer Heimplätze Schritt hält. (Näheres zur Personalproblematik ist dem Kapitel 3 „Ursachen und Auswirkungen des Pflegenotstands" zu entnehmen.) Es fehlen schon heute Tausende von qualifizierten Pflegerinnen und Pflegern. Aus dieser Arbeitsmarktproblematik folgt ein Verteilungskampf der Heime um die Fachkräfte, bei der manche Träger selbst vor offensiven Abwerbeaktionen nicht zurückschrecken. Wenn sich die ohnehin raren Fachkräfte aber auf immer mehr Einrichtungen verteilen, wird der Pflegenotstand in den einzelnen Heimen dadurch zum Nachteil der Bewohner weiter verschärft.

Vor diesem Hintergrund ist es nicht verwunderlich, wenn beispielsweise die Hessische Heimaufsichtsbehörde

---

14 Bank für Sozialwirtschaft, a.a.O., S. 9.

ebenso wie das Sozialdezernat der Stadt Frankfurt vor dem Bau weiterer Heimplätze warnt. Aufgrund der bestehenden Rechtslage kann ein Baustopp jedoch nicht verfügt werden.

Selbst Axel Hölzer, Vorsitzender der Geschäftsführung des privaten, bundesweit agierenden Pflegekonzerns „Cura Seniorenwohn- und Pflegeheime" und ein „überzeugter Marktwirtschaftler", wie er sich selbst charakterisiert, fordert eine „Lizensierung von Pflegeheimplätzen": „Für eine Lizenzvergabe für neue Pflegeheime, ausgerichtet am regionalen Bedarf, sprechen auch die positiven Erfahrungen, die im europäischen Ausland gemacht wurden. In Frankreich, Spanien und Italien schaffen es private Betreiber dadurch, Qualität des Angebots mit Rentabilität zu verbinden."[15]

Es stellt sich in diesem Zusammenhang allerdings auch die prinzipielle ethische Frage, ob Dienstleistungen, die für Menschen eine solch existenzielle Bedeutung haben, wie dies bei der Pflege der Fall ist, überhaupt Marktmechanismen unterworfen sein sollten. Der renommierte Sozialpsychiater Klaus Dörner bezeichnete in einem Interview „die Übertragung der Marktmechanismen [...] auf das Helfen" gar als „Krebsschaden"[16].

Wenn die Lebensqualität pflegebedürftiger Menschen nicht zum Spielball monetärer Interessen werden soll, darf der hochsensible Pflegebereich nicht dem „freien Markt" überlassen werden. Sie sollte vielmehr eine gesamtgesell-

---

15 http://www.finanzen.net/nachricht/private-finanzen/Megatrend-Demografie-Pflegeheime-Notwendige-Marktbeschraenkung-2630558; besucht am 13.01.2014.

16 Sonja Siegert: „Ein Heim ist immer nur die zweitbeste Lösung", Gespräch mit Klaus Dörner und Michael Graber-Dünow, in: Dr. med. Mabuse Nr. 169, September/Oktober 2007, S. 25.

schaftliche Aufgabe darstellen, die einer verantwortlichen Sozialplanung bedarf.

1.1.2 Bürokratische Wasserköpfe

Während private Träger mit der Pflege Geld verdienen, dürfen freigemeinnützige Einrichtungen formell keine Gewinne erwirtschaften. Da sie ihre Dienstleistungen aber nicht kostengünstiger als private Träger erbringen, würde sich daraus die logische Schlussfolgerung ergeben, dass diesen Einrichtungen mehr finanzielle Mittel zur Verfügung stehen, die sich eigentlich in einer qualitativ hochwertigeren Pflege, Betreuung und Versorgung der Bewohner niederschlagen müssten. Dies ist aber nicht der Fall. So schneiden beispielsweise bei den Pflegenoten (die, wie im Kapitel 7 „Mogelpackung Pflegenoten" nachzulesen ist, allerdings sehr „mit Vorsicht zu genießen" sind) freigemeinnützige Träger nicht besser ab als private. Auch bei den in den Medien veröffentlichten „Pflegeskandalen" ist kein Schwerpunkt auf bestimmte Trägerkonstellationen festzustellen. Ein Vergleich verschiedener Heime durch Besuche und Besichtigungen zeigt zudem, dass freigemeinnützige Einrichtungen per se keine signifikant bessere Personalausstattung haben oder über ein höherwertiges Betreuungsangebot verfügen als private. Es stellt sich daher die Frage, wo die Gelder, die private Träger an ihre Eigner ausschütten, bei den freigemeinnützigen bleiben?

Da freigemeinnützige Träger nicht verpflichtet sind, ihre Bilanzen offen zu legen, sind valide Aussagen zu dieser Problematik allerdings kaum zu treffen. Lediglich mittels praktischer Einzelfälle kann versucht werden, zumindest etwas Licht in diese Grauzone zu bekommen.

So sind viele freigemeinnützige Träger sehr hierarchisch organisiert, sodass Managemententscheidungen in den einzelnen Einrichtungen zuweilen enge Grenzen gesetzt sind. Es wird von den Trägergeschäftsstellen teilweise sogar erheblich in das operative Geschäft hineinregiert, sodass für die Leitungsebene „vor Ort", die diese Entscheidungen gegenüber Bewohnern, Angehörigen sowie den Mitarbeitern zu vertreten hat, ein relativ großer zeit- und damit kostenintensiver Koordinations- und Abstimmungsbedarf besteht, der für effektive Lösungsfindungen kontraproduktiv ist. Der praktische Nutzen einer solchen Organisationsstruktur muss daher oft bezweifelt werden. So begründete der Heimleiter eines großen Hauses mit mehr als 300 Betten seine Kündigung bei einem freigemeinnützigen Träger in einem vertraulichen Gespräch wie folgt: „Jede Kleinigkeit muss intern abgestimmt werden; überall mischt sich die Geschäftsstelle ein. Zum Beispiel sitzen bei einer einfachen Personaleinstellung mit dem Trägergeschäftsführer, dem Personalleiter, unseren beiden Pflegedienstleitungen und mir gleich fünf Leute an einem Tisch. Ein Einstellungsgespräch kann man meines Erachtens aber durchaus auch zu zweit führen. Diese ständige Einmischung in das Alltagsgeschäft führt zwangsläufig auch zu Reibereien und Kompetenzgerangel, das nicht nur nervt, sondern zudem die Abläufe behindert. Einen großen Teil der Zeit beschäftigen wir uns mit uns selbst. Wenn ich aber beinahe mehr Energie und Arbeitszeit für interne Absprachen als für meinen eigentlichen Job aufwenden muss, bin ich nicht der richtige Mann am richtigen Ort. Deshalb bin ich nicht Heimleiter geworden."

Da die Trägergeschäftsstellen in der Regel zwar mit

gut dotierten Sozialmanagern ausgestattet sind, selbst aber keine eigenen Erträge erwirtschaften, werden sie durch ein Umlageverfahren von den einzelnen Einrichtungen finanziert. Dies bedeutet, dass finanzielle Mittel von den Pflegeheimen an die Trägergeschäftsstellen abgeführt werden müssen und den Einrichtungen für die Pflege und Betreuung ihrer Bewohner daher nicht mehr zur Verfügung stehen. Der Umfang dieser Transaktionen ist in ihrer Gesamtheit allerdings nicht zu beziffern. Die Intransparenz dieses System zeigt sich auch darin, dass eine Internetrecherche zu diesem Thema nur ein einziges Ergebnis brachte. Dabei handelt es sich um den Jahresbericht 2010 des Bayerischen Obersten Rechnungshofs über das Bayerische Rote Kreuz[17]. Der Prüfbericht bemängelt u. a. „zu viele Führungspositionen" innerhalb des Verbandes sowie eine mangelnde Transparenz der Verwendung der Umlage. Der Rechnungshof fordert, dass „der Finanzbedarf der Landesgeschäftsstelle sowohl hinsichtlich der Personalkosten als auch der Sachausgaben signifikant verringert werden" sollte.

Ein praktisches Einzelbeispiel zeigt, dass ein Heim mit 150 Bewohnerinnen und Bewohnern etwa 120.000 Euro pro Jahr an die Trägergeschäftsstelle abführen muss. Damit ließen sich für diese Einrichtung, die insgesamt über ca. 60 Planstellen im Pflegebereich verfügen müsste, immerhin etwa drei zusätzliche Stellen in der Pflege finanzieren.

Eine solche Trägerumlage kann jedoch andererseits durchaus sinnvoll sein, wenn dieser tatsächlich Aufgaben,

---

[17] http://www.orh.bayern.de/berichte/jahresberichte/aktuell/jahresbericht-2010/sonstiges/570-tnr-32-baerisches-rotes-kreuz.html; besucht am 15.01.2014.

wie zum Beispiel die Finanz- oder Lohnbuchhaltung für die Einrichtung übernimmt. Dies ist jedoch nicht immer der Fall, sondern die Gegenleistungen der Geschäftsstellen sind zum Nachteil der Bewohner leider nur zu oft äußerst gering bzw. überhaupt nicht vorhanden.

Auch wenn freigemeinnützige Träger formell zwar keine Gewinne erwirtschaften dürfen, können sie jedoch Rücklagen für Reinvestitionen bilden. Da aber auch private Träger Rücklagen für notwendige Sanierungsmaßnahmen oder größere Neuanschaffungen benötigen, ist die Frage nach dem Verbleib der finanziellen Mittel damit ebenfalls nicht befriedigend zu erklären. Die Antwort könnte daher eher in dem Umstand zu finden sein, dass die Art der Reinvestitionen nicht eindeutig vorgegeben ist, d. h. die Gelder müssen nicht zwangsläufig auch wieder in das Heim zurückfließen, dem sie entnommen wurden, sondern können auch in andere Trägerprojekte gesteckt werden. So ist mir beispielsweise eine Einrichtung bekannt, die mit den Überschüssen des Pflegeheims die Defizite aus seinen anderen Leistungsbereichen abdeckt. Dies mag einerseits noch im weitesten Sinne nachvollziehbar sein, da diese Mittel zumindest ebenfalls sozialen Aufgaben zugutekommen. Gegenüber seinen Bewohnern, die mit ihrem monatlichen Heimentgelt dieses System finanzieren, könnte man ein solches Geschäftsgebaren allerdings als Betrug und Unterschlagung bewerten.

Von einer völlig sachfremden Verwendung von Heimerlösen berichtet hingegen die Zeitschrift Wirtschaftswoche, in dem sie darauf hinweist, dass sich das Diakonische Werk den Neubau seiner Hauptverwaltung in Berlin 65 Millionen Euro hat kosten lassen. Weiter heißt es zu diesem

Thema: „Auf kommunaler Ebene wird von Dienstwagen-Fuhrparks berichtet, die viele Politiker klein aussehen lassen."[18] In diesem Zusammenhang zitiert die Zeitschrift den Münchner Theologen und Wohlfahrtskritiker Friedrich Wilhelm Graf gar mit den Worten: „Gemeinnützig ist an den meisten Wohlfahrtsunternehmen nur ihr steuerlicher Status".[19]

Es spricht vieles dafür, dass diese Vorwürfe stimmen. Es wäre somit dringend erforderlich, das gesamte Finanzierungssystem der stationären Altenhilfe grundlegend zu reformieren, um die schon als kriminell zu bezeichnende Zweckentfremdung von finanziellen Mitteln zum Nachteil der pflegebedürftigen Menschen zu unterbinden. Entsprechen die Vorwürfe hingegen nicht den Tatsachen, sind die freigemeinnützigen Träger aufgerufen, sie zu entkräften, in dem sie mit der Offenlegung ihrer finanziellen Transaktionen endlich die notwendige Transparenz herstellen.

Generell wäre es zudem erforderlich, die von ihnen getragenen Heime als autarke, selbstständig wirtschaftende Einheiten zu konzipieren, bei denen sichergestellt ist, dass die monetären Mittel auch tatsächlich „im Haus" verbleiben. Durch eine solche Dezentralisierung könnten die viel zu hohen Overhead-Kosten erheblich gesenkt, bürokratische Wasserköpfe abgebaut und damit die Betreuung und Pflege der Bewohnerinnen und Bewohner in den Einrichtungen verbessert werden. Der Wille zu solchen Reformen

---

18 Konrad Fischer: Caritas und Diakonie bedienen sich beim Staat, in: Wirtschaftswoche vom 20.11.2012, zit. n.: http://www.wiwo.de/politik/deutschland/wohlfahrtsverbaende-gemeinnuetzig-ist-nur-die-steuerklasse/7397380-6.html; besucht am 14.01.2014.

19 Konrad Fischer, a.a.O.

dürfte allerdings wenig ausgeprägt sein, denn letztlich müssten sich die hoch dotierten Sozialmanager in den Trägergesellschaften selbst abschaffen.

1.2 Die öffentliche Wahrnehmung

Die frühere Einteilung der stationären Altenhilfe in Altenwohnheim, Altenheim und Pflegeheim[20] besteht in dieser Form schon seit Jahrzehnten nicht mehr. Das ehemalige Altenwohnheim ist nach und nach im Betreuten Wohnen mit einem fakultativen, in seiner konkreten Ausgestaltung jedoch sehr heterogenen Dienstleistungsangebot aufgegangen. Das „klassische" Altenheim, in dem alte Menschen lebten, die zwar (noch) nicht pflegebedürftig waren, jedoch keinen eigenen Haushalt mehr führen konnten und folglich hauptsächlich hauswirtschaftliche Leistungen in Anspruch nahmen, gibt es heute überhaupt nicht mehr. Mit der sukzessiven Entwicklung einer ambulanten Versorgungsstruktur seit Ende der 1970er Jahre wurde es zunehmend möglich, hauswirtschaftliche Hilfen, wie Mahlzeitenversorgung, Reinigung und Wäschedienste auch in der eigenen Häuslichkeit zu erhalten, sodass die betroffenen alten Menschen weiter in ihrem vertrauten Wohnumfeld verbleiben konnten. Dies entsprach auch dem Grundsatz „ambulant vor stationär", der 1984 erstmals im Bundessozialhilfegesetz verankert wurde. Mit der Gesetzesreform von 1996 wurde er allerdings unter Kostenvorbehalt gestellt: Er sollte nicht mehr gelten, „wenn eine geeignete stationäre Hilfe zumutbar und eine ambulante Hilfe mit un-

---

20 Vgl. Deutscher Verein für öffentliche und private Fürsorge (1979): Nomenklatur der Veranstaltungen, Dienste und Einrichtungen der Altenhilfe, Frankfurt am Main.

verhältnismäßigen Mehrkosten verbunden ist"[21]. Dies ist vor allem dann der Fall, wenn eine 24-Stunden-Betreuung benötigt wird, die weitaus kostenintensiver als eine stationäre Versorgung ist.

Das Verbleiben in der eigenen Häuslichkeit entspricht auch dem Wunsch älterer Menschen: Die Furcht vor der Übersiedlung in ein Altenheim zieht sich wie ein roter Faden durch alle gerontologischen Studien der vergangenen Jahrzehnte. Bereits in den 1960er Jahren wurde in diversen Untersuchungen bei weiten Kreisen der Bevölkerung eine generelle „Ablehnung des Wohnens im Altenheim"[22] festgestellt. Als Hauptgründe für diese Sicht wurden der Endgültigkeitscharaker einer Heimübersiedlung, die Befürchtung, dass diese von der Umwelt als Ausdruck familiärer Spannungen gewertet werden könnte sowie das negative Image der Heime genannt. Dieses negative Image war zur damaligen Zeit hauptsächlich darauf zurückzuführen, dass Heime – ohnehin in der historischen Tradition der Armenhäuser stehend[23] – bis weit in die 1960er Jahre als reine Verwahranstalten ohne die Möglichkeit individueller Lebensgestaltung konzipiert waren. Diese Einrichtungen waren durch eine hohe Belegungsdichte und räumliche Enge gekennzeichnet. So standen beispielsweise in einem 4-Bett-Zimmer jedem Bewohner rechnerisch nur 6 qm

---

21 § 3a Bundessozialhilfegesetz vom 01.08.1996.

22 Vgl. Ursula Lehr (1977): Psychologie des Alterns, 3. durchges. u. erw. Auflage, Quelle & Meyer, Heidelberg, S. 263f.

23 Vgl. Michael Graber-Dünow, Zur Geschichte der „Geschlossenen Altersfürsorge" von 1919 bis 1945, in: Hilde Steppe (Hrsg.), Krankenpflege im Nationalsozialismus, 10. aktualisierte und erweiterte Aufl., Mabuse-Verlag, 1991, Frankfurt am Main, S. 245ff., GD, Steppe.

Wohnfläche zur Verfügung.[24] Die gesamte Lebensführung der Insassen, wie die Bewohner genannt wurden, war stark eingeschränkt und an den Vorgaben der Institution ausgerichtet. „Frauen und Männer waren in der Regel auf verschiedenen Stationen untergebracht. Die Heimordnungen reglementierten den Tagesablauf. So war es z. B. häufig verboten, sich tagsüber auf das Bett zu legen oder sich im Schlafraum aufzuhalten, sofern man nicht bettlägerig war. Eine individuelle Gestaltung der Bewohnerzimmer war meist ausgeschlossen."[25] Das schlechte Image der Heime wurde Anfang der 1970er Jahre durch Medienberichte über Missstände in Einrichtungen verstärkt. Dies führte im Übrigen 1974 zur Verabschiedung des Heimgesetzes, das dazu beitragen sollte, Interessen und Bedürfnisse von Heimbewohnern vor Beeinträchtigungen zu schützen.

Konkret wurde die Furcht vor den Heimen von alten Menschen damals mit den festen Hausordnungen und der damit verbundenen Aufgabe der persönlichen Freiheit, dem Massenbetrieb, einem durch den Verlust von Aktivitäten erwarteten „Siechtum", der Aufgabe der eigenen Wohnung, dem befürchteten Nachlassen familiärer Kontakte sowie finanziellen Belastungen begründet.[26]

Trotz einer allmählichen Abkehr von offen reglementierenden Anstaltsstrukturen, einer Verbesserung des Wohnangebots durch Reduzierung der Mehrbettzimmer und

---

24 Kuratorium Deutsche Altershilfe (1988): Neue Konzepte für das Pflegeheim – auf der Suche nach mehr Wohnlichkeit, vorgestellt 46, Köln, S. 3.

25 Hessisches Ministerium für Frauen, Arbeit und Sozialordnung (1996): Begleitbroschüre zur Ausstellung „50 Jahre stationäre Alteneinrichtungen in Hessen", Wiesbaden, S. 4.

26 Ursula Lehr, a.a.O., S. 264.

der Implementierung sozialer Dienste und therapeutischer Abteilungen war die negative Sicht der Heime auch zwanzig Jahre später, in den 1990er Jahren, ungebrochen. So konnten sich zu dieser Zeit nur 13,1 Prozent der 70- bis 85-Jährigen vorstellen, bei Hilfebedürftigkeit einmal in einem Heim zu leben.[27] In einer anderen Studie lehnten 82 Prozent der Befragten eine eventuelle Heimübersiedlung kategorisch ab.[28]

Nach einer Untersuchung, die das Allensbacher Institut für Demoskopie im Juli 2009 veröffentlichte, befürchten 82 Prozent der über 60-Jährigen, im Alter der Pflege zu bedürfen. 60 Prozent der Befragten machen sich Sorgen über einen später eventuell einmal notwendigen Umzug in eine Pflegeeinrichtung; bei den Alleinstehenden sind es sogar 72 Prozent.[29]

In dieser repräsentativen Studie wurde auch das Bild, das die Bevölkerung von Pflegeheimen hat, untersucht. So glaubten von den Befragten, die noch keinen näheren Kontakt zu einem Pflegeheim hatten:
- 35 Prozent, dass es in Pflegeheimen eine gute ärztliche und medizinische Versorgung gäbe,
- 30 Prozent waren der Meinung, dass die Zimmer in

---

[27] Forschungsgruppe Altern und Lebenslauf (FALL), Freie Universität Berlin: Alters-Survey 1996, zit. n.: Michael Graber-Dünow, Milieutherapie in der stationären Altenhilfe, 2., vollständig überarbeitete Auflage, Hannover, 2003, S. 36.

[28] Kuratorium Deutsche Altershilfe (1994): Pressedienst 1/1994, S. 12.

[29] Institut für Demoskopie Allensbach (2009): Pflege in Deutschland, Ansichten der Bevölkerung über Pflegequalität und Pflegesituation, S. 3. Download unter: http://www.marseille-kliniken.de/pdf/presse/Allensbach-Studie.pdf.

den Pflegeheimen freundlich und wohnlich eingerichtet seien,
- 27 Prozent attestierten den Heimen gut ausgebildetes Pflegepersonal,
- 24 Prozent unterstellten eine respektvolle Behandlung der Pflegebedürftigen,
- 21 Prozent hielten die Pflegebedürftigen für gut versorgt,
- 19 Prozent glaubten an ein ausreichendes Angebot an Unterhaltung und Abwechslung,
- 18 Prozent nahmen an, dass die Pflegebedürftigen ihren Tagesablauf selbst bestimmen können und
- 11 Prozent dachten, dass das Personal immer wieder Zeit für Gespräche mit den Bewohnern habe.[30]

Stellt man dieser geradezu vernichtend negativen Sicht der deutschen Heimlandschaft aber die Aussagen von Menschen gegenüber, die ein Pflegeheim von innen kennen, kommt man zu etwas positiveren Ergebnissen. In dem ihnen bekannten Heim attestierten:
- 56 Prozent der Befragten eine gute ärztliche und medizinische Versorgung,
- 64 Prozent empfanden die Zimmer als freundlich und wohnlich eingerichtet,
- 46 Prozent hielten das Personal für gut ausgebildet,
- 58 Prozent erlebten eine respektvolle Behandlung der Pflegebedürftigen,
- 49 Prozent glaubten, dass die Bewohner gut versorgt würden,

30 Institut für Demoskopie Allensbach, a.a.O., S. 21.

- 44 Prozent nahmen ein ausreichendes Angebot an Unterhaltung und Abwechslung wahr,
- 32 Prozent waren der Meinung, dass die Bewohner ihren Tagesablauf selbst bestimmen können und
- 21 Prozent stellten beim Personal genügend Zeit für Bewohnergespräche fest.

Im Vergleich ergeben die beiden Befragungen eine Diskrepanz der prozentualen Ergebnisse bei den einzelnen Fragestellungen zwischen zehn und 34 Prozent. Dies deutet einerseits darauf hin, dass die Heime ein Imageproblem haben: Sie sind offensichtlich besser als ihr Ruf. Andererseits kann man aber sicherlich nicht behaupten, dass die Einschätzung von Menschen, die ein Heim durch regelmäßige Besuche näher kennen, ein hohes Qualitätsniveau widerspiegelt, sondern es sind im Gegenteil noch immer erschreckende Zahlen, denn die zitierte Untersuchung bedeutet im Umkehrschluss, dass beispielsweise:
- 42 Prozent der Besucher keine respektvolle Behandlung der Pflegebedürftigen erkennen können,
- 51 Prozent die Bewohner für schlecht versorgt halten,
- 68 Prozent Reglementierungen in der Tagesablaufgestaltung wahrnehmen oder
- 79 Prozent feststellen, dass das Personal zu wenig Zeit für Gespräche mit den Bewohnern hat.

Das Allensbacher Institut für Demoskopie fasst diese Ergebnisse wie folgt zusammen: „Auch wenn man ausschließlich die Urteile der informierten Personen, die eine Pflegeeinrichtung näher kennen, analysiert, wird deutlich, dass Pflegeeinrichtungen und -heime in vielen Bereichen deutlich hinter den Anforderungen der Bevölkerung an eine gute Pflege zurückbleiben."[31]

1.3 Gründe für den Heimeinzug

Vor diesem Hintergrund ist es nicht verwunderlich, dass ein Heimeinzug im überwiegenden Teil der Fälle erst dann zu einer ernsthaften Option wird, wenn die Versorgungsstrukturen im häuslichen Bereich nicht aufrechterhalten werden können.

Ob eine häusliche Pflege möglich ist, hängt neben der Intensität des Pflegebedarfs von einer ganzen Reihe von Faktoren ab, wie beispielsweise der

- Wohnsituation: Diese ist vor allem bei der Notwendigkeit einer 24-Stunden-Betreuung von Bedeutung. Besteht die Möglichkeit, dass der Pflegebedürftige zu seinen pflegenden Angehörigen ziehen kann bzw. können diese oder professionelle Pflegekräfte bei ihm wohnen? Ambulanten Infrastruktur: Gibt es im Wohnumfeld des Pflegebedürftigen ambulante Dienste, die den individuell notwendigen Pflegebedarf dauerhaft abdecken können?
- Familiensituation: Es liegt auf der Hand, dass zunächst die Frage entscheidend ist, ob überhaupt Angehörige vorhanden sind, welche die Pflege übernehmen können und/oder wollen. Praktische Hindernisse aus Sicht von Angehörigen sind dabei eine zu große räumliche Entfernung zum Wohnort des Pflegebedürftigen, die Unvereinbarkeit mit Anforderungen des Berufes oder eigene Krankheit. Aber auch die Qualität der Famili-

---

31 Institut für Demoskopie Allensbach, a.a.O., S. 22.

enbeziehung beeinflusst die Entscheidung, Pflege zu übernehmen bzw. dauerhaft fortzuführen.

Von Bedeutung für die Entscheidungsfindung können außerdem noch folgende Faktoren sein.

- Gratifikationsbilanz: Diese bezeichnet das Gefühl des Pflegenden, dass sein (oft entbehrungsreicher) Einsatz seitens des Pflegebedürftigen und auch anderer Familienmitglieder entsprechend gewürdigt wird. Bei einer negativen Gratifikationsbilanz werden Pflegearrangements tendenziell eher abgebrochen.
- Entwicklung der Pflegebedürftigkeit: Eine langsame Entwicklung gibt einem pflegenden Angehörigen die Möglichkeit langsam in die Pflege hineinzuwachsen. Bei dem plötzlichen Eintritt von Pflegebedürftigkeit, beispielsweise durch einen schweren Schlaganfall, sind Angehörige eher überfordert.
- Wahrung ästhetischer Standards: Insbesondere der Umgang mit Inkontinenz und ihren teilweisen Folgeerscheinungen, wie zum Beispiel dem Urinieren in die Wohnung oder dem Schmieren mit Stuhlgang, ist für manche Angehörige nur schwer zu tolerieren, sodass in solchen Fällen eine Übernahme bzw. Aufrechterhaltung der Pflege tendenziell häufiger abgelehnt wird.[32]

Vor einer Heimübersiedlung ist durch den Medizinischen Dienst der Krankenversicherung (MDK) zu prüfen, ob eine „Heimpflegebedürftigkeit" vorliegt. Nach § 43 SGB XI

---

32 Michael Graber-Dünow (2003): a.a.O., S. 40f.

haben Pflegebedürftige nämlich nur dann „Anspruch auf Pflege in vollstationären Einrichtungen, wenn häusliche oder teilstationäre Pflege nicht möglich ist oder wegen der Besonderheit des einzelnen Falles nicht in Betracht kommt". Da der überwiegende Teil der betroffenen Pflegebedürftigen, wie zuvor ausgeführt, ohnehin nur sehr ungern in ein Heim zieht und daher so lange wie irgend möglich in der eigenen Wohnung verbleibt, ist die „Heimpflegebedürftigkeit" in der Regel auch gegeben. Problematisch kann dies allerdings für den kleinen Teil der Hilfebedürftigen werden, der zwar noch nicht pflegebedürftig im Sinne der Pflegeversicherung ist, aber beispielsweise durch eine demenzielle Erkrankung trotz ambulanter Unterstützung auch nicht mehr selbstständig in der Wohnung verbleiben kann. In diesem Fall könnten die Betroffenen nur dann in ein Heim ziehen, wenn sie über die monetären Mittel verfügen, den Heimaufenthalt vollständig selbst zu finanzieren, da eine Übernahme der Kosten durch den Sozialhilfeträger aufgrund der angeblich fehlenden Pflegebedürftigkeit in der Regel nicht gegeben ist. Diese Menschen fallen also derzeit durch das bestehende System.

Für die Heime bedeutet dies, dass sie sich spätestens mit Einführung der Pflegeversicherung endgültig zu reinen Pflegeheime gewandelt haben, in dem vor allem Menschen mit einem erheblichen körperlichen Pflegebedarf und/oder demenziellen Erkrankungen in einem meist fortgeschrittenen Stadium leben.

1.4 Wer lebt im Heim?

Wie die folgende Altersgruppenstatistik zeigt, sind Pflegeheime außerdem vor allem Einrichtungen für Hochbetagte.

Alter

Unter 60 Jahren:	4,6 Prozent
60-70 Jahre:	7,9 Prozent
70-80 Jahre:	19,0 Prozent
Über 80 Jahre:	68,5 Prozent[33]

Beim Vergleich zu pflegebedürftigen Menschen in der häuslichen Versorgung kommt das Statistische Bundesamt zu folgendem Ergebnis: „Die vollstationär im Heim betreuten Frauen und Männer waren älter als die zu Hause gepflegten: Bei diesen Heimbewohnern waren die Hälfte (50 %) 85 Jahre und älter, bei den zu Hause Versorgten ca. ein Drittel (30 %)."[34]

Geschlecht
Der überwiegende Teil der Heimbewohner sind mit 78,3 Prozent nach wie vor Frauen[35].

---

33 Erster Bericht des Bundesministeriums für Familie, Senioren, Frauen und Jugend über die Situation der Heime und die Betreuung der Bewohnerinnen und Bewohner – Anlagen (2006), S. 51, zit. n.: http://www.bmfsfj.de/doku/Publikationen/heimbericht/01-Redaktion/PDF-Anlagen/gesamtdokument,property=pdf,bereich=heimbericht,sprache=de,rwb=true.pdf; besucht am 16.01.2014.

34 Statistisches Bundesamt (2013): Pflegestatistik 2011, Pflege im Rahmen der Pflegeversicherung, Deutschlandergebnisse, Wiesbaden, S. 9, zit. n.: https://www.destatis.de/DE/Publikationen/Thematisch/Gesundheit/Pflege/PflegeDeutschlandergebnisse5224001119004.pdf?__blob=publicationFil.

35 Erster Bericht des Bundesministeriums für Familie, Senioren, Frauen und Jugend über die Situation der Heime und die Betreuung der Bewohnerinnen und Bewohner (2006), a.a.O., S. 52.

Familienstand
Auch wenn Lebensgemeinschaften „ohne Trauschein" von der folgenden Statistik nicht erfasst sind, ist der Großteil der Betroffenen alleinstehend.

Ledig: 28,9 Prozent
Verheiratet: 8,7 Prozent
Verwitwet: 65,7 Prozent
Geschieden: 6,6 Prozent[36]

Da bei alleinlebenden Menschen ein niedrigeres häusliches Pflegepotenzial zu erwarten ist, kann dies unter Umständen auch eine der Ursachen für den Heimeintritt sein. Gleiches gilt für das Vorhandensein von Kindern. Leider liegen hierüber jedoch keine aktuellen Daten vor. Der Schweizer Professor François Höpflinger bestätigt aber entsprechende ältere deutsche Untersuchungen[37], indem er feststellt: „Bewohnerinnen und Bewohner von Alterseinrichtungen haben weniger soziale Bezugsgruppen als zu Hause lebende Menschen. So weisen Altersheimbewohner weniger häufig Kinder und Enkelkinder aus, und das Fehlen von Nachkommen ist ein bedeutsamer Einflussfaktor eines Wechsels in eine Alters- und Pflegeeinrichtung."[38] Zugleich legt das Fehlen naher

---

[36] Erster Bericht des Bundesministeriums für Familie, Senioren, Frauen und Jugend über die Situation der Heime und die Betreuung der Bewohnerinnen und Bewohner (2006), a.a.O., S. 53.

[37] Michael Graber-Dünow (2003): Milieutherapie in der stationären Altenhilfe, Schlütersche, Hannover, S. 25.

[38] François Höpflinger, Enkelkinder und Großeltern – Die Sicht beider Generationen, in: Helmut Bachmaier (Hrsg.) (2005): Der neue Generationenvertrag, Wallstein Verlag, Göttingen, S. 84.

Verwandter tendenziell ein im Vergleich zu selbstständig wohnenden alten Menschen vermindertes Kontaktniveau von Heimbewohnern nahe und damit eine größere Gefahr der Vereinsamung.

Pflegestufenverteilung
Pflegestufe 1:   38,1 Prozent
Pflegestufe 2:   40,3 Prozent
Pflegestufe 3:   20,4 Prozent[39]

Nach Aussagen des Statistischen Bundesamtes werden „Schwerstpflegebedürftige [...] eher im Heim vollstationär betreut: Der Anteil der Pflegebedürftigen der Stufe III (höchste Pflegestufe) betrug im Heim 20 % – bei den zu Hause Versorgten 9 %."

Hierbei ist allerdings darauf hinzuweisen, dass die Pflegestufe einzig aufgrund der notwendigen Unterstützung bei 15 Verrichtungen des täglichen Lebens festgelegt wird und somit nicht zwangsläufig den tatsächlichen Grad des Hilfebedarfs wiederspiegelt (siehe Kapitel 4.3 „Pflegebedürftigkeit – ein Begriff, der es in sich hat").

1.5 Annäherung an das Heimleben

Heim ist nicht gleich Heim, sondern die Einrichtungen unterscheiden sich in vielfältiger Weise. Allein schon die Lage der Heime ist sehr unterschiedlich: Während manche Einrichtungen auf der „grünen Wiese" liegen, sind andere sehr zentral in der Gemeinde angesiedelt. Tendenziell ist davon auszugehen, dass sich die meisten alten Menschen

---

39 Nach: Statistisches Bundesamt (2013), a.a.O., S. 8.

wünschen, dass sich das Heim in ihrem gewohnten Quartier befindet. Der alte Mensch kann dadurch nicht nur in seinem bisherigen Umfeld verbleiben, sondern auch soziale Kontakte können leichter aufrechterhalten werden. Dies spricht eher dafür, Heime in normalen Wohngebieten und nicht in Stadt- bzw. Ortstrandlagen zu errichten.

Auch in der Größe unterscheiden sich die Einrichtungen teilweise erheblich. Nach dem „Ersten Bericht des Bundesministeriums für Familie, Senioren, Frauen und Jugend über die Situation der Heime und die Betreuung der Bewohnerinnen und Bewohner" verfügen 39,5 Prozent der Heime über weniger als 50 Plätze, 35,5 Prozent über 51 bis 100 Plätze und 25,0 Prozent über mehr als 100 Plätze[40].

Je kleiner eine Einrichtung ist, desto besser kann sie sich in der Gemeinde assimilieren. Kleinere Einrichtungen sind für ihre Bewohner außerdem überschaubarer. Das gesamte Lebensumfeld ist im Gegensatz zu großen Heimen vertrauter und weniger anonym. Große Einrichtungen bergen zudem die Gefahr einer Ghettoisierung, der allerdings durch eine gezielte Gemeinwesenarbeit entgegengewirkt werden kann.

Die Heime können sich des Weiteren in der konzeptionellen Ausrichtung durch Schwerpunktsetzungen, zum Beispiel auf die Betreuung von Menschen mit Demenz oder kulturspezifischer Pflege, unterscheiden. Ebenso gibt es hochpreisige „Nobelresidenzen", deren Entgeltsätze nicht vom Sozialamt anerkannt werden, sodass dort aus-

---

[40] http://www.bmfsfj.de/doku/Publikationen/heimbericht/Anlagen/Anlage-1/H-ergaenzende-tabellen-zu-grafik-3-1-10-groessenklassen-von-pflegeheimen-/tabelle-a-1-15-groessenklassen-der-pflegeheime-3-erhebungsstichtage-.html; besucht am 08.09.2014.

schließlich wohlhabendere Menschen als Selbstzahler leben können.

Ob sich ein Bewohner letztlich in einem Heim wohlfühlt, hängt von einer Reihe sehr subjektiver Faktoren ab, die sich teilweise auch dem Einfluss der Einrichtung entziehen, wie zum Beispiel der Zufriedenheit mit dem bisherigen Leben, den familiären Kontakten und dem Gesundheitszustand. Andere Determinanten der Lebenszufriedenheit sind jedoch sehr stark von der Organisation, den Abläufen und den zwischenmenschlichen Interaktionen innerhalb des Heimes bestimmt. Dazu gehören vor allem die Wohnsituation, die Tagesablaufgestaltung, Aktivitätenangebote und natürlich auch die personelle Situation der Einrichtung. Diese Faktoren sollen in den folgenden Kapiteln näher untersucht werden.

2 Problembereiche des Heimlebens

2.1 Privatsphäre im Heim: „Wohnst Du noch oder lebst Du schon?"

Mit dem Umzug in ein Pflegeheim wird für den alten Menschen sein dortiges Zimmer zu seinem primären Wohnbereich und damit quasi zu seiner neuen Wohnung: Die Wohnung ist für jeden Menschen Rückzugsraum und Privatbereich; sie ist sein „Zuhause", das jeder nicht nur nach seinen eigenen Wünschen und Vorstellungen gestalten kann, sondern in dem er, unter Beachtung der gesellschaftlichen Regeln, wie beispielsweise der Einhaltung der Nachtruhe, über beinahe uneingeschränkte Entscheidungsfreiheit verfügt. Dort kann der Mensch „er selbst" sein und muss keinen Verhaltenserwartungen oder Rollenklischees entsprechen. In dem alten englischen Sprichwort „My home is my castle" ist diese Bedeutung der eigenen Häuslichkeit treffend ausgedrückt. Aber gilt dies auch für Heimbewohner?

Die Werbefachleute eines Möbelgiganten haben sich den Slogan „Wohnst du noch oder lebst du schon?" einfallen lassen. Auch wenn der Spruch auf den ersten Blick absurd erscheinen mag, beinhaltet er die Wahrheit, dass das Zuhause sehr viel mehr sein kann, als nur ein Wohnraum. Dies gilt vor allem für Menschen, deren Lebensvollzüge sich stark auf die eigene Wohnung konzentrieren. In der oben genannten Werbung mag dabei auf den amerikanischen Trend des „Cocooning" angespielt werden[1], doch für Menschen, die in ihrer Mobilität stark eingeschränkt sind, gilt dies in gleichem Maße, auch wenn ihr Rückzug in der Regel nicht freiwillig gewählt wurde, sondern aus den jeweiligen gesundheitlichen Einschränkungen resultiert.

Normalerweise spielt sich unser Leben an einer Vielzahl von Orten ab: am Arbeitsplatz, im Supermarkt, beim Sport, im Kino und Theater, in der Kneipe, bei Freunden ... Für einen Heimbewohner konzentriert sich das Leben hingegen weitgehend auf das Heim und dort wiederum häufig auf sein Zimmer.

2.1.1 Die Bedeutung von Privatheit für die Bewohner

Dem eigenen Zimmer kommt somit große Bedeutung zu. Dies schlägt sich auch in den Ergebnissen der gerontologischen Forschung nieder: So zeigte beispielsweise bereits im Jahre 1968 eine Untersuchung, dass der überwiegende Teil der in Privatwohnungen lebenden alten Menschen mit einem „idealen Heim" ein Einzelzimmer, das mit eigenen Möbeln eingerichtet werden kann, assoziierte.[2] 40 Jahre später, im Jahre 2008, bestätigte eine Studie des Instituts für Psychogerontologie der Universität Erlangen die Ergebnisse dieser und weiterer früherer Untersuchungen, wonach „bei kostenneutraler und vollkommener Wahlfreiheit zwischen Einzel- und Dop-

---

1 „Cocooning" lässt sich mit „in einen Kokon einspinnen" übersetzen. Es beschreibt das Bestreben, das Leben möglichst auf die eigene Wohnung zu beschränken. Selbst soziale Kontakte erfolgen hauptsächlich über Chat-Rooms im Internet.

2 Vgl. Hans Peter Tews (1979): Soziologie des Alterns, Quelle & Meyer, 1979, S. 334.

pelzimmern, nur etwa 10-15 % der Heimbewohner und -bewohnerinnen sich für eine Pflege im Doppelzimmer entscheiden ... werden."[3] Im Umkehrschluss heißt dies, dass sich 85 bis 90 Prozent der Betroffenen ein Einzelzimmer wünschen.

Nach der Pflegestatistik 2011 sind in Deutschland jedoch nur knapp 59,9 Prozent der Dauerpflegeplätze in Einzelzimmern[4], während der Anteil von Doppelzimmern 39,2 Prozent beträgt. Die verbleibenden 0,9 Prozent der Plätze sind sogar noch immer in Drei- und Mehrbettzimmern.

Positiv ist in diesem Zusammenhang zu konstatieren, dass der Anteil von Einzelzimmern in den vergangenen Jahren kontinuierlich angestiegen ist. Dies ist auch den Bundesländern zu verdanken, die den Neu- bzw. Umbau von Heimen nur noch dann finanziell fördern, wenn dort ausschließlich Einzelzimmer entstehen. Trotz dieser positiven Entwicklung ist aber zugleich festzuhalten, dass nach wie vor ein großer Teil der Heimbewohner mit einem in der Regel völlig fremden Menschen in einem Doppelzimmer leben muss, obgleich dies nicht ihren eigenen Wohnpräferenzen entspricht.

Jeder der, beispielsweise einmal bei einer Tagung, das Zimmer mit einem fremden Menschen teilen musste, weiß

---

3 Frieder R. Lang, Sabine A. Engel, Roland Rupprecht, Magdalena Sonnenberg & Anna Szymanska (2007): Das Einzelzimmer im Alten- und Pflegeheim – Bestandsaufnahme, Literaturüberblick und Feldstudie zu den Qualitätsstandards von Einzel- und Doppelzimmern in Alten- und Pflegeheimen in Deutschland und in Bayern, Erlangen, S. 74.111.

4 Statistisches Bundesamt, Pflegestatistik 2011, Deutschlandergebnisse, S. 19, zit. n.: https://www.destatis.de/DE/Publikationen/Thematisch/Gesundheit/Pflege/PflegeDeutschlandergebnisse5224001119004.pdf?__blob=publicationFile; besucht am 20.01.2014.

aus eigener Erfahrung, dass das Zusammenleben auf engem Raum nur dann funktionieren kann, wenn man seine persönlichen Bedürfnisse einschränkt und in vielen Situationen Kompromisse findet. Während bei einer Tagung das Zimmer allerdings meist nur als Schlafraum dient, dessen Nutzung außerdem nur einen kurzen Zeitraum umfasst, konzentriert sich in einem Heim dort dauerhaft, in der Regel für den Rest des Lebens, ein großer Teil der Lebensvollzüge.

Bereits so alltägliche Entscheidungen, wie zum Beispiel ob das Fenster geöffnet oder geschlossen wird, welches Fernsehprogramm eingeschaltet wird oder wann abends das Licht gelöscht wird, sind nur noch im Einvernehmen mit dem Mitbewohner zu treffen. Gerade weil solche Fragen auf den ersten Blick banal erscheinen mögen, zeigen sie, wie rigide das Leben in einem Doppelzimmer in die Lebensgestaltung der Bewohner eingreift.[5] Hinzu kommt unter Umständen die ständige Konfrontation mit Verhaltensweisen des Mitbewohners, die als unangenehm empfunden werden. Dazu können Störungen durch Stöhnen oder nächtliches Schnarchen sowie Geruchsbelästigungen aufgrund von Inkontinenz gehören. Es liegt auf der Hand, dass aus dieser Wohnsituation häufiger Konflikte mit dem Mitbewohner resultieren.

Auch die Möglichkeit, ungestört Besuch empfangen zu können und mit diesem private Themen zu besprechen, ist in einem Doppelzimmer stark eingeschränkt. Gleiches gilt für die Gestaltung des Raumes mit persönlichen Möbeln

---

5 Michael Graber-Dünow (2003): Milieutherapie in der stationären Altenhilfe, Schlütersche, Hannover, S. 61.

und Erinnerungsstücken, die allein schon aufgrund der begrenzten Fläche nur bedingt möglich ist.

Eine sehr große Belastung stellt außerdem die Konfrontation mit dem Sterben des Mitbewohners dar. Die Heimmindestbauverordnung fordert daher von allen Einrichtungen, die über Mehrbettzimmer verfügen, ein „Einzelzimmer zur vorrübergehenden Nutzung"[6] zur Verfügung zu halten. Dieses soll als Ausweichmöglichkeit für Bewohner dienen, die entweder unter Konflikten mit Zimmernachbarn leiden oder aber deren Sterben nicht miterleben möchten. Leider wird dies von manchen Heimen missverstanden und der Sterbende wird in den Raum, der damit zum „Sterbezimmer" wird, abgeschoben. Doch auch bei einer „ordnungsgemäßen Belegung" dieses Zimmers ist es eine geradezu zynische Vorstellung, dass ein Bewohner abwarten muss, bis sein Mitbewohner verstorben ist, bevor er seinen eigenen Wohnraum endlich wieder wie gewohnt nutzen kann.

Der alte Mensch weiß außerdem, dass danach ein neuer Bewohner einziehen wird, den er mit seinen ganzen Besonderheiten in der Lebensgestaltung, seinen Gewohnheiten und „Macken" nicht kennt und mit dem er erneut Alltagsarrangements aushandeln und finden muss. Dies führt häufig zu Verunsicherungen und Ängsten.

Einzelzimmer entsprechen aber nicht nur dem Wunsch des überwiegenden Teils der Betroffenen, sondern die gerontologische Forschung zeigt ebenso ihre positiven Auswir-

---

6 § 15 Verordnung über bauliche Mindestanforderungen für Altenheime, Altenwohnheime und Pflegeheime für Volljährige (Heimmindestbauverordnung – HeimMindBauV).

kungen auf die Lebenssituation der Bewohner.[7] Zahlreiche Untersuchungen belegen, dass Bewohner von Einzelzimmern im Vergleich zu Menschen, die in einem Doppelzimmer leben müssen einen größeren Entscheidungs- und Kontrollspielraum haben, der für die Lebenszufriedenheit von Menschen unverzichtbar ist. (Es sei an dieser Stelle nur auf die „Theorie der erlernten Hilflosigkeit" von Martin Seligman verwiesen.[8]) Einzelzimmerbewohner sind daher auch eher der Überzeugung, im Heim den Lebensalltag selbstverantwortlich gestalten sowie eigene Bedürfnisse und Wünsche verwirklichen zu können.

Die Annahme, dass Mehrbettzimmer die Kommunikation und die Kontakte der Bewohner untereinander fördern würden, hält sich zwar leider noch immer hartnäckig, ist aber – wie wir aus zahlreichen Untersuchungen wissen – einer der großen Irrtümer der Altenpflege. Gerade das Gegenteil ist der Fall: Bewohner von Einzelzimmern verfügen über mehr Sozialkontakte. Dies ist damit zu erklären, dass die Möglichkeit eines vorübergehenden Rückzugs auch die Phasen einer stärkeren Öffnung nach außen fördert. Das zwangsweise Zusammenleben auf engem Raum begünstigt hingegen nicht automatisch die Kommunikation.[9]

7 Vgl. Michael Graber-Dünow (2003), a.a.O., S. 61ff.

8 Nach der „Theorie der erlernten Hilflosigkeit" führen das häufige Erleben der Unkontrollierbarkeit von Ereignissen und die Erfahrung, durch eigenes Handeln nicht auf Umgebungseinflüsse einwirken zu können u. a. zu einer verringerten Motivation zu aktivem Verhalten und zu Depressionen. Vgl. Martin Seligmann (1992): Erlernte Hilflosigkeit, 4., erweiterte Auflage, Psychologie Verlags Union, Weinheim.

9 Bundesministerium für Familie und Senioren (1992): Konflikt- und Belastungssituationen in stationären Einrichtungen der Altenhilfe und Möglichkeiten ihrer Bewältigung, Kohlhammer, Stuttgart, Berlin, Köln, S. 67f.

Es ist aus den genannten Gründen nicht verwunderlich, dass Bewohner von Einzelzimmern die Heimsituation insgesamt positiver bewerten.

Als weitere positive Auswirkungen von Einzelzimmern werden in der aktuellen Forschung genannt:[10]
- geringere Infektionsraten,
- mehr Kontrolle über das persönliche Territorium,
- besserer Schlaf,
- bessere Kontinenz.
- weniger Aufwand für Personal, Konflikte zu lösen,
- verbesserte Möglichkeiten einer Sterbebegleitung.

Zudem treten in Einrichtungen für Demenzkranke, die ihren Bewohnern mehr Privatheit und Möglichkeiten der Personalisierung der Räumlichkeiten bieten, Angstzustände und Aggressionen seltener auf.[11]

Zusammenfassend betrachtet, erscheinen Doppelzimmer somit nur in wenigen Ausnahmefällen, wie beispielsweise bei (Ehe-)Paaren, als bessere Lösung. Doch selbst hier wäre es angemessener, wenn die Heime anstatt der Doppelzimmer kleine Appartements aus zwei miteinander verbundenen Räumen (nebst einem kleinen Vorraum und einem gemeinsamen Badezimmer) vorhalten würden, die auf Wunsch auch als Schlafzimmer und Wohnzimmer gestaltet werden können.

Ein Einzelzimmer garantiert jedoch noch nicht per se

---

10 Beate Radzey: Anforderungen an die Wohnqualität im Pflegeheim, Stand des Wissens, 2009, zit. n.: http://www.demenz-support.de/Repository/fundus_vortrag_2009_4.pdf.

11 Beate Radzey, a.a.O.

Wohnqualität. Diese ist außerdem von weiteren Faktoren, wie der Größe des Zimmers abhängig: In einer älteren Studie von Winfried Saup beschrieben „die Hälfte der Bewohner von Einzelzimmern ihren primären Wohnbereich als ‚furchtbar klein', ‚katastrophal eng' oder als ‚kleines Loch'. Beklagt wurden vor allem auch die minimalen Bewegungsflächen und die äußerst beschränkten Stellmöglichkeiten für Einrichtungsgegenstände. Es wird hier ein direkter Zusammenhang zwischen der verfügbaren Wohnfläche im privaten Zimmer und dem Umwelterleben der Bewohner erkennbar."[12] Leider liegen zu dieser Problematik keine aktuelleren Studien vor.

Auch wenn in den zurückliegenden Jahren zahlreiche alte Einrichtungen modernisiert wurden und zu hoffen ist, dass dabei ebenso wie bei Neubauten die Notwendigkeit ausreichender Zimmergrößen in der Regel berücksichtigt wurde, kommt das zuständige Bundesministerium hinsichtlich der baulichen Standards zu dem folgenden allgemeinen Ergebnis: „Es ist davon auszugehen, dass ein großer Teil der heute bestehenden Heime in Bezug auf seine baulich-räumlichen Standards nicht mehr den heutigen Erfordernissen genügt. Über die Anzahl der sanierungs- bzw. modernisierungsbedürftigen Heimplätze liegen jedoch keine gesicherten Informationen vor." [13]

12 Winfried Saup: Altenheime als „Umwelten", in: Andreas Kruse, Hans-Werner Wahl (Hrsg.) (1994): Altern und Wohnen im Heim: Endstation oder Lebensort?, Verlag Hans Huber, Bern, Göttingen, Toronto, Seattle, S. 54.

13 Erster Bericht des Bundesministeriums für Familie, Senioren, Frauen und Jugend über die Situation der Heime und die Betreuung der Bewohnerinnen und Bewohner (Stand: 15.08.2006) S. 62. Quelle: http://www.bmfsfj.de/doku/Publikationen/heimbericht/01-Redaktion/PDF-Anlagen/gesamtdokument,property=pdf,bereich=heimbericht,sprache=de,rwb=true.pdf; besucht am 21.01.2014.

2.1.2 Personalisierung und Respektierung des Wohnraums

Wohnqualität ist außerdem von der Möglichkeit der Personalisierung des Wohnraumes durch eigene Möbel und Erinnerungsstücke bestimmt. Diese Einrichtungsgegenstände besitzen für den betroffenen alten Menschen in der Regel einen hohen emotionalen und ideellen Wert. Sie sind ein Teil der eigenen Geschichte, sodass der Verzicht auf sie das Gefühl mit dem Heimeinzug „alles hinter sich lassen zu müssen" verstärkt. Außerdem dienen Einrichtungsgegenstände auch der Selbstdarstellung des Wohnungsbesitzers, mit denen er gegenüber Besuchern seine Identität bestätigt.[14]

Ein weiterer wichtiger Aspekt der Wohnqualität ist die Frage, ob der Privatbereich auch von der Außenwelt respektiert wird. In Heimen scheint dies vielfach nicht der Fall zu sein. So ist es leider in vielen Pflegeheimen zu beobachten, dass Türen von Bewohnerzimmern offen stehen. Seitens des Pflegepersonals wird dies oft damit begründet, dass der Bewohner so etwas vom Leben auf dem Flur „mitbekommt" und die Pflegenden außerdem immer „ein Auge auf ihn haben" können. Es stellt sich dabei allerdings die Frage, ob der Bewohner überhaupt etwas vom Leben auf dem Flur mitbekommen möchte. Zudem ist er durch die offene Tür oft nur einem für ihn undefinierbaren Geräuschpegel ausgesetzt, der vielfach eher als unangenehm empfunden wird.[15] Wenn der Bewohner in seinem Zim-

---

14 Michael Graber-Dünow (2003), a.a.O., S. 65ff.

15 Gabriele Scholz-Weinrich, Michael Graber-Dünow, Milieugestaltung und Betreuungsmaßnahmen, in: Gabriele Scholz-Weinrich, Michael Graber-Dünow (Hrsg.) (2015): Lebensraum Bett. Bettlägerige alte Menschen im Pflegealltag, Schlütersche, Hannover, S. 66f.

mer von den Pflegekräften vom Flur aus gesehen werden kann, ist er ebenso auch für jeden anderen, der sich auf dem Flur aufhält, sichtbar. Er wird somit gezwungen, ein „öffentliches Leben" zu führen, das von ihm als entwürdigend erlebt werden kann. Zimmertüren sollten in Heimen also nur dann aufstehen, wenn der Bewohner dies ausdrücklich wünscht.

Im schlimmsten Fall werden sogar Pflegehandlungen bei offener Tür durchgeführt. Dies ist eine eindeutige Missachtung der Würde des Bewohners, die als Pflegegewalt zu qualifizieren ist.

Eine weitere in der Praxis leider auch heute noch mitunter zu beobachtende, die Privatheit verletzende Verhaltensweise des Personals besteht darin, Bewohnerzimmer zu betreten, ohne zuvor anzuklopfen und, so der Bewohner dazu in der Lage ist, die Aufforderung zum Eintreten abzuwarten. Auch wenn Heimplatzinteressenten oder Besuchergruppen ein Zimmer gezeigt bekommen, ohne dass der Bewohner dem zuvor zugestimmt hat, ist dies ein massiver Eingriff in seine Privatsphäre. Gleiches gilt beim Aufräumen des Zimmers ohne Zustimmung und/oder in Abwesenheit des Bewohners.

Inwieweit Heimpersonal die Privatheit eines Bewohners respektiert oder missachtet ist von der Philosophie der Einrichtung abhängig. Dabei ist es Leitungsaufgabe, die Mitarbeiter von der Notwendigkeit der Einhaltung Privatheit fördernder Verhaltensweisen zu überzeugen und diese einzufordern.

Die sozialpolitische Forderung aus diesen zuvor zusammengetragenen Erkenntnissen kann aber nur ein heimgesetzlich garantierter Rechtsanspruch auf ein ausreichend großes Einzelzimmer sein, das mit eigenen Möbeln ausgestattet werden kann.

2.2 Tagesablaufgestaltung: „Der Bewohner steht im Mittelpunkt und damit jedem im Weg."

Der Umzug in ein Pflegeheim ist für die Betroffenen mit vielfältigen Verlusten verbunden: Sie müssen sich von ihrer Wohnung, in der sie unter Umständen schon seit Jahrzehnten gelebt haben, und einem Großteil ihrer meist mit Erinnerungen behafteten Einrichtungsgegenstände trennen. Je weiter das Pflegeheim von ihrer bisherigen Wohnung entfernt liegt, desto weniger können außerdem soziale Beziehungen weiterhin dauerhaft aufrechterhalten werden. Da sich die Notwendigkeit der Heimübersiedlung in der Regel durch eine (fortschreitende oder abrupte) Verschlechterung des Gesundheitszustandes ergibt, muss der Betroffene auch den Verlust seiner körperlichen Unversehrtheit, der zudem in der Regel mit Einschränkungen seiner Autonomie verbunden ist, verarbeiten. Aufgrund dieser zahlreichen, existenziell bedrohlichen Verlusterfahrungen sollte vermieden werden, dass der alte Mensch mit der Heimübersiedlung noch zusätzliche Brüche in seiner Lebensgestaltung erfährt. Er muss daher in einem Pflegeheim über ein Höchstmaß an Selbstbestimmung und Autonomie verfügen. „Fürsorgliche Entmündigungen", getreu dem Motto „Wir wissen schon, was gut für Sie ist", sollten als pflegerisches Leitbild eigentlich schon längst der Vergangenheit angehören.

Konkret bedeutet dies vor allem, dass der Heimbewohner seinen bisher gewohnten Tagesablauf fortsetzen kann und ihn nicht an den Vorgaben der Institution neu orien-

tieren muss. Wichtige Fragen in diesem Zusammenhang lauten:
- Kann der alte Mensch morgens so lange schlafen wie er möchte?
- Wird die Aufrechterhaltung persönlicher Gewohnheiten und Rituale gefördert?
- Sind die Essenszeiten flexibel?
- Werden ausreichende Aktivitäten angeboten, die seinen Interessen entsprechen?
- Kann er abends zur gewohnten Uhrzeit zu Bett gehen?

Heime sind Institutionen, die als solche dazu tendieren, ihre eigenen Gesetze zu entwickeln. Sie sind an einer reibungslosen und kostensparenden Organisation ihrer Abläufe interessiert, da durch eine effiziente Gestaltung und Rationalisierung der im Heim angebotenen Dienstleistungen und Arbeitsabläufe Kosten eingespart werden können. Individuelle Bedürfnisse von Bewohnern stehen dem aber häufig entgegen.

In vielen älteren Publikationen werden Altenpflegeheime daher mit „Totalen Institutionen"[16] gleichgesetzt, zu deren wesentlichem Merkmal u. a. die bürokratische Organisation einer Vielzahl menschlicher Bedürfnisse zählt. Die gerontologische Forschung konnte außerdem schon vor Jahren nachweisen, dass Heimbewohner, die ihren Tagesablauf nach Gutdünken einteilen können, zufriedener und aktiver sind als solche, die Reglementierungen unterliegen. Je mehr das Heim hingegen die individuellen Entscheidungsspiel-

---

16 Erving Gofman (1973): Asyle, Über die soziale Situation psychiatrischer Patienten und anderer Insassen, Suhrkamp, Frankfurt am Main.

räume seiner Bewohner einschränkt, desto negativer ist ihr Selbstbild, während der Rückzug auf sich selbst, Inaktivität und Kommunikationsunlust zunehmen.[17]

Auch wenn sich in den zurückliegenden Jahren in den Heimen zweifellos vieles zum Positiven verändert hat und die Wahrung der Bedürfnisse ihrer Bewohner sowohl in den Konzeptionen der Einrichtungen als auch in der Pflegepraxis ein viel größeres Gewicht erhalten haben, bestätigen die wenigen neueren Untersuchungen zu diesem Thema weiterhin eine tendenzielle Bevormundung der Bewohner mit entsprechend negativen Folgen.

So geht ein Autor der Frage nach, ob Heime auch heute noch „Totale Institutionen" sind. Er kommt zu dem Ergebnis, dass dies nicht der Fall sei – allerdings mit einer Ausnahme: „Eine grundsätzliche Übereinstimmung der Heime mit den ‚Totalen Institutionen' des Bezugsrahmens besteht indes in der Struktur des Tagesablaufes. So gliedert sich der Tag im Heim durch feststehende Zeitpunkte, die vornehmlich an den Zwängen der Organisation bzw. den Bedürfnissen des Personals orientiert sind."[18] Er prognostiziert, dass sich dies „auch in Zukunft nicht vollständig ändern (kann), stehen die Heime doch selber unter dem wirtschaftlichen Zwang, rationell zu arbeiten".[19]

---

17 Vgl. Michael Graber-Dünow (2003), a.a.O., S. 104f.

18 Martin Heinzelmann (2004): Das Altenheim – immer noch eine „Totale Institution"? Eine Untersuchung des Binnenlebens zweier Altenheime. Dissertation zur Erlangung des sozialwissenschaftlichen Doktorgrades der Sozialwissenschaftlichen Fakultät der Universität Göttingen, S. 229, zit. n.: https://ediss.uni-goettingen.de/bitstream/handle/11858/00-1735-0000-0006-B3CD-6/heinzelmann.pdf?sequence=1; besucht am 23.01.2014.

19 Martin Heinzelmann, a.a.O., S. 229.

In einer anderen Untersuchung wird folgendes festgehalten: „Je größer die empfundenen Einschränkungen des Handlungsspielraums sind und je einschneidender die Reduktion der Autonomie wahrgenommen wird, als desto belastender wird die Institutionalisierung empfunden."[20]

Und in einer norwegische Studie heißt es zu dieser Problematik: „Trotz Einzelzimmer und wohnlicher Möblierung haben Pflegeheimbewohner wenig Möglichkeit einen eigenen Lebensstil entwickeln."[21]

Diese Erkenntnisse finden bei der Beobachtung der Pflegepraxis häufig ihre Bestätigung. Es zeigt sich, dass Heime in unterschiedlicher Ausprägung ihren Bewohnern weiterhin mit Reglementierungen und Verhaltenserwartungen begegnen. Diese können zuweilen offensiv, meist aber eher unterschwellig geäußert werden. Wenn das Mittagessen in einem Heim beispielsweise nicht innerhalb eines zeitlichen Korridors, sondern um Punkt 12.00 Uhr serviert wird, beinhaltet dies die offensichtliche Verhaltenserwartung an jeden Bewohner, zu dieser Zeit auch im Speiseraum anwesend zu sein. Aber selbst wenn das Heim flexible Essenszeiten anbietet, können die Mitarbeiter durch ihr Verhalten die Bewohner dahingehend manipulieren,

---

20 Delia Struppek (2010): Patientensouveränität im Pflegeheim – Möglichkeiten und Grenzen aus der Sicht von hochaltrigen, mehrfach erkrankten Pflegeheimbewohnern, ihren Ärzten, Pflegekräften und privaten Bezugspersonen, Dissertation zur Erlangung des akademischen Grades Doktor der Philosophie, Fachbereich Erziehungswissenschaften und Psychologie der Freien Universität Berlin, S. 35, zit. n.: http://www.diss.fu-berlin.de/diss/servlets/MCRFileNodeServlet/FUDISS_derivate_000000008123/diss_struppek.pdf?hosts=; besucht am 23.01.2014.

21 Hauge & Heggen (2008), zit. n.: http://www.demenz-support.de/Repository/fundus_vortrag_2009_4.pdf.pdf; besucht am 23.01.2014.

dass diese die theoretisch vorhandene Flexibilität praktisch überhaupt nicht in Anspruch nehmen. Nur zu oft vermittelt das Personal den Bewohnern subtil durch seine Handlungen oder verbalen Äußerungen bzw. Andeutungen, dass es eigentlich erwartet, dass der Bewohner dieses oder jenes Verhalten zeigt.

Hierzu ein ganz einfaches praktisches Beispiel: In einer Einrichtung wird das Mittagessen offiziell zwischen 12.00 und 13.00 Uhr angeboten. Die Mitarbeiter der Frühschicht haben jedoch das Interesse, mit dem Essen so schnell wie möglich fertig zu werden, um die danach noch anfallenden Arbeiten bis zu ihrem Dienstende in Ruhe erledigen zu können. In der Kommunikation mit den Bewohnern wird daher die Möglichkeit der flexiblen Essenszeiten nicht betont, sondern stattdessen immer wieder darauf hingewiesen, dass es um 12.00 Uhr Mittagessen gäbe. Wenn ein Bewohner trotzdem die Flexibilisierung in Anspruch nimmt, kann dies unterschwellig sanktioniert werden.

So ist beispielsweise das folgende Szenarium denkbar: Ein Bewohner kommt um 13.00 Uhr zum Mittagessen in den Speiseraum. Alle Tische sind zwischenzeitlich leer, da die anderen Bewohner schon mit dem Essen fertig und auf ihre Zimmer gegangen sind bzw. dorthin gebracht wurden. Die Servicekraft der Küche, die gerade damit beschäftigt ist, das schmutzige Geschirr von den anderen Tischen abzuräumen, erklärt dem Bewohner, dass er leider noch einen kleinen Moment warten müsse, bis er sein Essen bekomme, da der Koch um diese Zeit immer schon im Lager sei, um den Kuchen für den Nachmittagskaffee zu holen. Als der Bewohner schließlich seine Suppe serviert bekommt, ist diese nur noch lauwarm. Die Servicekraft erklärt dies damit, dass der Bewohner ja schließlich auch viel zu spät zum Essen gekommen sei. Während der Bewohner den Hauptgang verzehrt, beginnt eine Reinigungskraft damit, die im Speiseraum von Tischen auf den Boden gefallenen Essensreste aufzusaugen ...

Eigentlich ist in diesem Beispiel nichts Schlimmes passiert: Die Servicekraft hat dem Bewohner freundlich die Zusammenhänge erklärt und der Bewohner hat sein Mittagessen letztlich auch um 13.00 Uhr erhalten. Und trotzdem wird er, zumindest wenn sich ein solches Erlebnis wiederholen sollte, künftig ebenfalls um 12.00 Uhr im Speiseraum erscheinen, weil ihn nicht nur die ungemütliche Atmosphäre beim Essen gestört haben mag, sondern ihm auch subtil die Verhaltenserwartungen des Personals vermittelt wurden.

Die Erwartungen des Personals an die Bewohner, den reibungslosen Ablauf des Arbeitstages nicht zu stören, können in diesem Beispiel durch den mehr oder weniger versteckten Hinweis der Servicekraft, dass sie um 13.00 Uhr ja eigentlich gar keine Zeit mehr habe, Essen zu servieren, weil sie auch noch das ganze schmutzige Geschirr spülen muss und gerne pünktlich um 14.00 Uhr Feierabend machen möchte, verstärkt werden. Der Bewohner, der die vielfältigen Belastungen der Mitarbeiter (siehe dazu Kapitel 3.2 „Belastungen der Pflegenden") tagtäglich erlebt, möchte diesen ihre Arbeit aber nicht noch zusätzlich erschweren. Auch will er selbst nicht „negativ auffallen" und sich der Gefahr aussetzen, als Störenfried stigmatisiert zu werden. Allein schon diese Befürchtung kann den Anpassungsdruck, sich auch ungeschriebenen Regeln der Institution zu unterwerfen, verstärken.

Dieses Beispiel könnte auch auf andere Bereiche des Tagesablaufs übertragen werden. Für die Lebenszufriedenheit der Bewohner wäre es jedoch im Gegenteil von Bedeutung, wenn sie ihren Tagesablauf selbst strukturieren könnten und über Wahl- und Entscheidungsmöglichkeiten in möglichst allen Lebensbereichen verfügen würden.

Die Schaffung von Wahl- und Entscheidungsmöglichkeiten beginnt schon bei der morgendlichen Körperpflege, bei der der Bewohner den Zeitpunkt und den Ablauf der Körperpflege ebenso selbst bestimmen sollte wie die Art der Körperpflegeartikel und die Bekleidung, die er anschließend anzieht. Außerdem wäre es wünschenswert, wenn der Bewohner einen Einfluss darauf hat, wer ihn pflegt. In der Praxis sind solche Wünsche bei der Diensteinteilung zwar nicht immer zu befriedigen, doch zumindest sollte der Bewohner die Möglichkeit haben, bestimmte Pflegekräfte abzulehnen und auf Wunsch nur von gleichgeschlechtlichen Pflegekräften versorgt zu werden.

Auch bei der Gestaltung seines Zimmers, den Getränken und Speisen sowie beim Aktivitätenangebot muss der Bewohner zwischen verschiedenen Optionen wählen können. Dies gilt in eingeschränktem Maße auch für demenzkranke Menschen. In der Literatur wird zwar immer wieder darauf verwiesen, dass diese Menschen „tagesstrukturierende Maßnahmen" benötigen. Dies bedeutet jedoch nicht, dass den Erkrankten rigide Zeitvorgaben in der Tagesablaufgestaltung gemacht werden sollten. Demenzkranke dürfen zwar nicht überfordert werden, doch ihre individuellen Wünsche und Bedürfnisse sollten wie bei allen Bewohnern oberste Priorität genießen.

„Die Lebensumwelt sollte in stationären Einrichtungen

nicht allein nach dem Zweck gestaltet werden, Leben zu erhalten. Vielmehr sollte das Interesse der Bewohner am Leben erhalten werden. Das bedeutet, Lebensqualität für die Bewohner auch dadurch zu gewährleisten, dass individuellen Rechten Vorrang vor heiminternen Routinen und Interessen eingeräumt wird. Der Unterschied zwischen dem Lebensstil vor und nach dem Heimeinzug sollte auf ein Minimum reduziert werden."[22]

Folgt man einer Untersuchung der Universität Bielefeld scheint dies vordergründig auf einen sehr großen Teil der Heime zuzutreffen: „Der durchschnittliche Anteil der Bewohner, die eine Bedürfnisdeckung im Bereich der Tagesstrukturierung angeben, liegt bei 89,8 %."[23] Die Forscher kommen aber zugleich zu dem folgenden Ergebnis: „Der Grad der Anpassung an institutionell vorgegebene Zeiten ist hoch, häufig werden die Essenszeiten positiv bewertet, da die Bewohner eine Verbindung zur zeitlichen Lage der Pflegeunterstützung herstellen. Diese wird oft als wenig beeinflussbar wahrgenommen und ist somit der ‚Taktgeber' der verbleibenden Tagesstrukturierung."[24]

Der zuvor skizzierte Anpassungsdruck wird also auch hier deutlich. Es besteht tendenziell die Gefahr, dass Bewohner in Pflegeeinrichtungen ihren gewohnten Tagesab-

---

22 Delia Struppek, a.a.O., S. 36.

23 Bundesministerium für Gesundheit/Bundesministerium für Familie, Senioren, Frauen und Jugend (2011): Entwicklung und Erprobung von Instrumenten zur Beurteilung der Ergebnisqualität in der stationären Altenhilfe, S. 185, zit. n.: http://www.bagfw.de/uploads/media/Abschlussbericht_Ergebnisqualitaet_Internet_31.5.11.pdf; besucht am 25.07.2014.

24 Bundesministerium für Gesundheit/Bundesministerium für Familie, Senioren, Frauen und Jugend (2011), a.a.O., S. 185.

lauf aufgeben und neu an den Vorgaben der Institution ausrichten müssen. Dem gilt es seitens der Heime entgegenzuwirken.

Von besonderer Problematik sind dabei die abendlichen Zeiten des Zu-Bett-Gehens, die vielfach nicht den in unserer Gesellschaft für Erwachsene üblichen Zeiten entsprechen und damit zur Infantilisierung der Bewohner beitragen. So ist es keine Seltenheit, dass alte Menschen schon nach dem Abendessen etwa ab 18.30 Uhr ins Bett gebracht werden. An diese zu frühe Bettruhe schließt sich dann häufig eine mit 12 bis 14 Stunden viel zu lange Nacht an, die von vielen Bewohnern als sehr belastend erlebt wird.[25]

Die Ursache dafür liegen in einer relativ schlechten Besetzung des Spätdienstes sowie teilweise zu frühem Dienstende der Spätschicht, durch welche die Mitarbeiter gezwungen sind, Bewohner verfrüht zu Bett zu bringen, um innerhalb der Arbeitszeit alle alten Menschen versorgen zu können.

In diesem Zusammenhang stellt sich aber auch die Frage, ob es für den Bewohner überhaupt attraktiv ist, länger aufzubleiben, weil beispielsweise auch abends regelmäßig interessante Angebote gemacht werden. Dies ist aber leider in den meisten Einrichtungen nicht der Fall.

Auch kommt bei der abendlichen Bettruhe der zuvor bereits beschriebene Anpassungsdruck zu Tragen: Wenn ein Bewohner beobachtet, dass sich der Aufenthalts- bzw. Speiseraum immer mehr leert, da die anderen Bewohner nach und nach ins Bett gebracht werden, gibt es für ihn keinen Grund, weiterhin dort sitzen zu bleiben.

---

25 Graber-Dünow (2003), a.a.O., S. 103.

Teilweise entstehen sogar Ängste, im Aufenthaltsraum „vergessen" zu werden, sodass der Bewohner ebenfalls wünscht, auf sein Zimmer gebracht zu werden. Seitens der Mitarbeiterschaft wird dies dann oft dahingehend interpretiert, dass die frühe Bettruhe den Bedürfnissen des Bewohners entsprechen würde. In Wirklichkeit ist aber für viele Bewohner damit der institutionelle Sozialisierungsprozess abgeschlossen: Er hat seinen langjährig gewohnten Tagesablauf nun an den Vorgaben des Heimes neu orientiert.

2.3 Aktivitäten: „Diese Langeweile bringt mich noch um!"

Beschäftigung ist für den Menschen nicht nur eine existenzerhaltende Lebensnotwendigkeit, da er mit (Lohn-)Arbeit Geld verdienen muss, um seine Bedürfnisse befriedigen zu können, sondern sie beinhaltet zugleich die sinnstiftende Option, das eigene Leben zu gestalten.

Dabei bewegt sich der Mensch im Spannungsfeld zwischen Aktivität und Ruhe. Gewinnt eines der beiden Pole längerfristig an Übergewicht, kann es zu negativ erlebtem Stress und psychosomatischen Erkrankungen bis zum Burnout bzw. zu chronischer Langeweile kommen.

Die Gerontologin Ursula Lehr führt dazu aus: „Burnout haben die Erfolgreichen; sie bekommen das ganze Interesse. Menschen mit Boreout[26] werden weniger beachtet, obwohl sie fast die gleichen Symptome haben: Niedergeschlagenheit, Antriebslosigkeit, Schlafstörungen und die

---

26 Der Begriff „Boreout" leitet sich von boredom = Langeweile, Unterforderung ab.

Unfähigkeit, das Leben zu genießen bis hin zur Depressionen. [Dies] ist zwar auf unterforderte Arbeitnehmer bezogen, trifft aber auch auf Menschen in der nachberuflichen Phase, auf Ältere zu: ‚The feeling of being needed' korreliert hoch mit einer erlebten Lebensqualität im Alter. Der Mensch braucht eine Aufgabe: ‚Wer keine Aufgabe hat, gibt sich auf'; ‚Langeweile macht krank'."[27]

Heimbewohnern ist die alltägliche Sorge um die eigene Häuslichkeit und die damit verbundenen Aktivitäten, wie Einkaufen, Kochen, Spülen, Putzen, Wäsche waschen usw. genommen. Dies ist einerseits eine Folge des Heimaufenthalts, andererseits jedoch zugleich eine seiner Ursachen. Ebenso können Heimbewohner frühere Hobbys aufgrund ihrer krankheitsbedingten Einschränkungen oft nicht weiterhin pflegen, sodass sie in besonderem Maße von chronischer Langeweile bedroht sind. Dies schlägt sich auch in dem weit verbreiteten stereotypen Bild von Altenpflegeheimen nieder: eine Gruppe alter Menschen, die auf einem Stuhl in einem Gemeinschaftsraum sitzend teilnahmslos vor sich hin starren.

Nach einer Untersuchung[28] unternahmen Heimbe-

---

[27] http://www.ism-mainz.de/fileadmin/Dateien/MOMEL/Vortrag_Lebensqualitaet_Prof._Dr._Ursula_Lehr_2014.pdf, besucht am 09.01.2015.

[28] Ulrich Schneekloth und Ingolf von Törne, Entwicklungstrends in der stationären Versorgung – Ergebnisse der Infratest-Repräsentativerhebung, in: Bundesministerium für Familie, Senioren, Frauen und Jugend, Möglichkeiten und Grenzen selbständiger Lebensführung in stationären Einrichtungen (2007), München, S. 146; http://www.ism-mainz.de/fileadmin/Dateien/MOMEL/Vortrag_Lebensqualitaet_Prof._Dr._Ursula_Lehr_2014.pdf. Download: http://www.bmfsfj.de/RedaktionBMFSFJ/Abteilung3/Pdf-Anlagen/abschlussbericht-mug4,property=pdf,bereich=bmfsfj,sprache=de,rwb=true.pdf.

wohner in der letzten Woche vor der Befragung folgende Freizeitaktivitäten:
- 87 Prozent fernsehen oder Radio hören,
- 65 Prozent sich gemeinsam mit anderen Bewohnern beschäftigen,
- 56 Prozent Besuche empfangen,
- 54 Prozent sich an Einrichtungsaktivitäten beteiligen,
- 50 Prozent spazieren gehen,
- 33 Prozent Gymnastik bzw. Sport treiben,
- 14 Prozent Handarbeiten und anderen Hobbys nachgehen,
- 8 Prozent Veranstaltungen außerhalb des Heimes besuchen.

In einer anderen Untersuchung, die in mehreren Einrichtungen durchgeführt wurde, gaben „74,4 % der befragten Bewohner eine bedürfnisgerechte Beschäftigungsmöglichkeit an. Die Ergebnisse der Einrichtungen streuen sehr weit zwischen 45,9 und 97,7 %, es sind deutliche Unterschiede der erreichten Qualitätsgrade erkennbar."[29] Von den Angehörigen glauben hingegen nur zwischen 22,7 und 76,1 Prozent (im Durchschnitt 54,4 Prozent), dass das Heim ein bedürfnisorientiertes Angebot für den dort lebenden alten Menschen bietet.[30]

---

[29] Institut für Pflegewissenschaft an der Universität Bielefeld (2011): Entwicklung und Erprobung von Instrumenten zur Beurteilung der Ergebnisqualität in der stationären Altenhilfe, Abschlussbericht, Bielefeld/Köln, S. 188. Download: http://www.bagfw.de/uploads/media/Abschlussbericht_Ergebnisqualitaet_Internet_31.5.11.pdf.

[30] Institut für Pflegewissenschaft an der Universität Bielefeld (2011), S. 188.

Diese Diskrepanz könnte einerseits darauf deuten, dass Angehörige mitunter eine andere Erwartungshaltungshaltung an die Einrichtung haben als die Bewohner selbst. Andererseits könnte das positivere Ergebnis bei der Bewohnerbefragung aber auch darauf zurückzuführen sein, dass alte Menschen in dem Kontext einer formellen Befragung eher zu Zufriedenheitsaussagen tendieren.

In dieser Studie wurde ergänzend erfasst, „wie hoch der Anteil der Bewohner ist, für die kein aus ihrer Sicht passendes Beschäftigungsangebot besteht. Der Anteil bewegt sich zwischen 0 % und 23,8 % und erreicht somit in einzelnen Einrichtungen kritische Werte."[31]

Es zeigt sich also ein sehr heterogenes Bild der Beurteilung der Aktivitätenangebote in Heimen: Während es einigen Einrichtungen offenbar gelingt, eine Angebotsstruktur zu schaffen, die den Interessen der Bewohner entspricht, bieten andere Heime viel zu wenige Beschäftigungsmöglichkeiten an, die zudem auch noch an den Bedürfnissen eines großen Teils der alten Menschen vorbeigehen.

Um eine bedürfnisorientiertes Angebot machen zu können, müssen die Interessen der Bewohner daher zunächst einmal, beispielsweise im Rahmen der Biografiearbeit, erfragt werden. Die daraus entwickelten Angebote müssen die Ressourcen der Betroffenen berücksichtigen, um eine als frustrierend erlebte Über- oder Unterforderung zu vermeiden. Es geht dabei auch nicht um eine „Beschäftigung um der Beschäftigung willen", sondern die Angebote müssen von den betroffenen Bewohnern als sinnvoll erlebt werden.

---

31 Institut für Pflegewissenschaft an der Universität Bielefeld (2011), S. 189.

Vor diesem Hintergrund kann sich ein breit gefächertes Aktivitätenprogramm mit einer Vielzahl von geselligen, therapeutischen und kulturellen Angeboten entwickeln, das sowohl Gruppenangebote als auch Einzelbetreuung sowie große Festveranstaltungen umfasst.[32]

Eine reichhaltige Angebotsstruktur trägt auch dazu bei, die für die Lebensqualität der Bewohner so wichtigen Wahlmöglichkeiten zu fördern. Die Option, unter einer Vielzahl von Angeboten wählen zu können, ermöglicht es dem alten Menschen nur an den Veranstaltungen teilzunehmen, die tatsächlich seinen Interessen entsprechen und die Teilnahme an für ihn weniger interessanten abzulehnen.

Wenn es Bewohner ablehnen, an Aktivitäten teilzunehmen, wird seitens der Betreuungskräfte allerdings oft unterstellt, dass sie generell in Ruhe gelassen werden möchten. Wie das folgende Beispiel zeigt, kann diese Interpretation jedoch auch falsch sein: „Für Männer wird von Einrichtungen doppelt so häufig wie für Frauen die Angabe gemacht, dass der Bewohner prinzipiell an keinen Aktivitäten teilnehmen möchte (Männer: 20,8 %, Frauen 10,1 %). Dies steht im Widerspruch zu den Ergebnissen der Bewohnerbefragungen, die eher Hinweise auf von Männern nicht als passend empfundene Angebotsstrukturen ergibt."[33]

Auch dies zeigt erneut die Notwendigkeit eines viel-

---

32 Michael Graber-Dünow (2008): „Das gibt's nur einmal", Kulturarbeit im Altenpflegeheim. Schlütersche, Hannover.
33 Institut für Pflegewissenschaft an der Universität Bielefeld (2011), S. 193.

schichtigen und umfangreichen Aktivitätenangebots, das sich an den Wünschen und Interessen der Bewohner orientiert.

Hinzu kommt, dass bedürfnisorientierte Aktivitäten nicht nur als eine sinnvolle Tagesgestaltung erlebt werden, sondern ebenso die Sozialkontakte der Bewohner fördern. Dies ist für deren Lebensqualität von besonderer Bedeutung, denn „viele Bewohner leiden unter sozialer Isolation und erhalten nur selten oder in sehr unregelmäßigen Abständen Besuch"[34].

Die skizzierte Komplexität bei der Gestaltung von Aktivitäten zeigt, dass diese Maßnahmen einer professionellen Planung und Durchführung bedürfen. Es reicht daher nicht aus, diese an zusätzliche Betreuungskräfte nach § 87b SGB XI zu delegieren, wie es derzeit in der Pflegepraxis zunehmend der Fall ist (siehe dazu auch Kapitel 4.1 Reformbemühungen).

2.4 Zur Personalsituation: „Ich habe gerade keine Zeit!"

Die Lebenssituation von Heimbewohnern wird zu einem Großteilen durch das Personal bestimmt. Wesentliche Fragen bei der Beurteilung der Personalsituation sind:
- Sind die Mitarbeiter freundlich, verständnisvoll, geduldig?
- Achten sie Privatheit und Intimität des Bewohners?
- Lassen sie ihm Freiheiten und Wahlmöglichkeiten?

---

34 Doris Schaeffer und Klaus Wingenfeld (2008): Qualität der Versorgung Demenzkranker – Strukturelle Probleme und Herausforderungen, in: Pflege & Gesellschaft 13. Jg. 2008 H. 4, S. 298. Download: http://www.dg-pflegewissenschaft.de/pdf/0804-Schaeffer.pdf.

- Sind sie zeitnah für ihn da, wenn er sie braucht, ohne dabei aufdringlich oder gar bevormundend zu sein?
- Haben sie über die Grundpflege hinaus die Zeit für Gespräche, Spaziergänge und gemeinsame Aktivitäten mit dem Bewohner – und haben sie überhaupt ein Interesse daran?

Wenn ein Heim diese Fragen alle mit „ja" beantworten kann, bestehen die besten Voraussetzungen, dass sich die Bewohner in der Einrichtung wohlfühlen können.

Die Realität sieht oft jedoch völlig anders aus: „Personalmangel", „Pflege im Akkord" und „Pflegenotstand" sind Schlagwörter, welche die Heimdiskussion schon seit Jahrzehnten bestimmen. Angesichts dieser Personalsituation erhalten viele alte Menschen anstatt einer ganzheitlichen und bedürfnisorientierten Pflege lediglich eine notdürftige Befriedigung ihre grundlegenden körperlichen Bedürfnisse. Folgt man den zahlreichen Skandalberichten in den Medien sind jedoch vielfach noch nicht einmal diese gewährleistet. So titelte beispielsweise Spiegel online: „Verhungern im Heim: Jeder fünfte Pflegebedürftige akut unterernährt".[35]

Hintergründe und Ursachen der Personalsituation werden im nächsten Abschnitt dieses Buches ausführlich analysiert.

---

35 http://www.spiegel.de/panorama/verhungern-im-heim-jeder-fuenfte-pflegebeduerftige-akut-unterernaehrt-a-297235.html; besucht am 21.05.2014.

3 Ursachen und Auswirkungen des Pflegenotstands

3.1 Das Problem der Personalbemessung

Die Personalbemessung ergibt sich seit Einführung der Pflegeversicherung aus den jeweiligen „Rahmenverträgen für die vollstationäre Versorgung" der Bundesländer. Beispielhaft sei hier die Regelung in Hessen angeführt: Dort erfolgt die Genehmigung der Planstellen im Rahmen der bei den Entgeltverhandlungen abzuschließenden „Leistungs- und Qualitätsvereinbarung" durch die Pflegekassen auf Grundlage eines für einen Laien kaum durchschaubaren Berechnungsverfahrens mittels so genannter Pflegekennziffern, welche die „Pflegebedürftigkeitsstruktur einer Einrichtung" wiedergeben sollen. Ein Heim mit einem größeren Anteil von Bewohnern in den höheren Pflegestufen hat demnach eine bessere Personalausstattung als eine Einrichtung mit weniger Bewohnern in diesen Pflegestufen.

Nach einer Modellrechnung der AOK stehen einem Heim mit
- 10 Bewohnern in der „Stufe 0",
- 25 Bewohnern in der Stufe 1,
- 40 Bewohnern in der Stufe 2,
- 25 Bewohnern in der Stufe 3

insgesamt maximal 39,1 Stellen im Pflege- und Betreuungsbereich zur Verfügung.[1] Wenn 39,1 Pflegekräfte 100 Bewohner pflegen müssen, kommen also auf einen Mitarbeiter durchschnittlich 2,6 Heimbewohner – eine Relation, die auf den ersten Blick sehr positiv erscheint. Die tatsächliche Präsenz der Pflegenden sieht jedoch völlig anders aus, denn mit der zuvor genannten Mitarbeiterzahl sind 24 Stunden an 365 Tagen im Jahr abzudecken. Bei der Berechnung der realen Relation Heimbewohner – Pflegekraft sind verschiedene Faktoren zu berücksichtigen:

Einer dieser Faktoren ist die Organisation des Dienstplans im Rahmen einer 5- oder 5,5- oder 6-Tagewoche. Eine 5-Tagewoche ist sicherlich die mitarbeiterfreundlichste, weil diese dadurch regelhaft zwei freie Tage in der Woche haben. Allerdings verringert sich dadurch zwangsläufig die Anzahl der tatsächlich im Dienst befindlichen Pflegekräfte. Eine 6-Tagewoche ist zwar für den Personaleinsatz günstiger, jedoch haben die Beschäftigten dann auch nur durchschnittlich einen freien Tag in der Woche. Bei der Berechnung der tatsächlichen Personalpräsenz legen wir deshalb die 5,5-Tagewoche zugrunde, die in den Heimen vermutlich am weitesten verbreitet sein dürfte.

Bei einer 5,5-Tagewoche haben von den 39,1 Pflegekräften täglich durchschnittlich 7,3 frei, sodass sich die Anwesenheit vor Ort auf rechnerisch 31,8 Mitarbeiter verringert. Berücksichtigt man des Weiteren die zehn bundeseinheitlichen Feiertage (in vielen Bundesländern sind es mehr) sowie einen Jahresurlaubsanspruch von 33 Tagen

---

1 http://www.aok-gesundheitspartner.de/imperia/md/gpp/he/pflege/stationaer/he_pflege_statioinaer_pkz_ber_141005.pdf; besucht am 21.05.2014.

(dies entspricht 30 Tagen bei einer 5-Tagewoche) verbleiben noch täglich durchschnittlich 26,5 Pflegekräfte.

Hiervon sind die krankheitsbedingten Ausfälle sowie Abwesenheiten aus sonstigen Gründen abzuziehen. Da zu den Krankheitsquoten in Pflegeheimen keine aktuellen Zahlen bekannt sind, kann als vergleichbare Größe der Krankenstand in Krankenhäusern herangezogen werden, der in Kliniken mit 50 bis 299 Betten 8,8 Prozent (ohne Schwangere) beträgt.[2] Hinzu kommen Ausfallzeiten infolge von Fortbildungen, Erkrankung des Kindes, Freistellungen und Sonderurlaube, sodass eine geschätzte Ausfallquote von insgesamt 11 Prozent eher zu niedrig als zu hoch erscheint. Auf dieser Grundlage verbleiben damit noch täglich rechnerisch 23,54 Mitarbeiter.

Da es sich bei den ursprünglichen 39,1 Stellen um die maximale Stellenzahl im gesamten Pflege- und Betreuungsbereich handelt, ist anzunehmen, dass sich darunter auch Stellen in der reinen sozialen Betreuung befinden. Unter der Annahme, dass zwei Stellen in unserer „Mustereinrichtung" in diesem Bereich angesiedelt sind und außerdem vier Stellen für Dauernachtwachen benötigt werden (dies entspricht einer faktischen Anwesenheit von zwei Mitarbeitern pro Nacht), verbleiben somit noch 17,54 Stellen im Tagdienst. Davon könnten beispielsweise zehn Pflegekräfte im Frühdienst und 7,54 im Spätdienst die 100 Heimbewohner betreuen. Die tatsächliche Personal-Bewohner-Relation beträgt also im Frühdienst 1:10 und im Spätdienst 1:13,2. Im Tagesschnitt (ohne Nachtdienst) entspricht dies 1:11,6.

---

[2] https://www.dki.de/sites/default/files/downloads/alternsgerechtes_arbeiten.pdf; besucht am 21.05.2013.

Ein Mitarbeiter muss also im Tagdienst durchschnittlich 11,6 pflegebedürftige Menschen versorgen. Pro Bewohner bleiben ihm auf der Grundlage einer 38,5 Stundenwoche dazu durchschnittlich pro Schicht 0,6 Stunden oder 36 Minuten. Diese insgesamt 36 Minuten sind aber keine reine Pflegezeit, denn in dieser Zeit müssen außerdem die immer weiter ausufernden Dokumentationsaufgaben, sonstige Verwaltungstätigkeiten, hauswirtschaftliche Arbeiten, Arztvisiten, Angehörigengespräche, Dienstübergaben etc. ausgeführt werden. Es liegt auf der Hand, dass mit diesen zeitlichen Vorgaben nur eine „Pflege im Akkord" möglich ist, bei der viele Bedürfnisse von Bewohnern unbefriedigt bleiben müssen.

Im Nachtdienst sinkt der tatsächliche Pflegeschlüssel bei zwei Nachtwachen für 100 Bewohner sogar auf 1:50. Dies entspricht einer durchschnittlichen Pflegezeit von zwölf Minuten pro Bewohner in der Nacht. Würde die Einrichtung die Anzahl der Nachtwachen von zwei auf drei oder gar vier Pflegekräfte erhöhen, wie es für eine verantwortungsvolle Pflege der Bewohner eigentlich notwendig wäre, würden diese Mitarbeiter dann allerdings im Tagdienst fehlen, sodass dort jede Pflegekraft noch mehr Heimbewohnern versorgen müsste und somit für jeden Bewohner noch weniger Zeit zur Verfügung stünde.

Vor diesem Hintergrund bleibt festzuhalten, dass eine Mangelversorgung der Bewohner unserem Heimfinanzierungs- und Personalbemessungssystem immanent ist!

Es muss an dieser Stelle jedoch ausdrücklich betont werden, dass die obige Berechnung den „Idealfall" des Systems abbildet: So sind in der Pflegerealität beispielsweise Ausfälle infolge von Krankheiten nie fein säuberlich über das Jahr verteilt, sondern es gibt immer wieder Häufungen, beispielsweise in Grippeperioden, sodass in diesen Zeiten dann noch weniger Mitarbeiter zur Verfügung stehen und sich somit die Anzahl der von den Pflegenden zu versorgenden Bewohner temporär noch stark erhöhen kann. Auch setzt das obige Beispiel voraus, dass die Einrichtung tatsächlich alle Planstellen besetzt hat. Freie Planstellen sind aufgrund der problematischen Arbeitsmarktlage (siehe Kapitel 3.2.1 „Die zweite Dimension des Pflegenotstands") jedoch ebenso möglich wie durch die weitverbreitete Tendenz, Stellen aus Profitgründen oder zur Finanzierung pflegefremder Haushaltspositionen oder anderer Trägergeschäfte nicht zu besetzen. Die tatsächlich zur Verfügung stehende Pflegezeit pro Bewohner dürfte in sehr vielen Einrichtungen daher noch niedriger anzusetzen sein.

Bei den zuvor genannten Zahlen handelt es sich aber um Durchschnittswerte für alle Pflegestufen. Da die Pflegestufen jedoch das Maß der Pflegebedürftigkeit abbilden sollen, gewichtet das Pflegeversicherungsgesetz die vier Pflegestufen (incl. „Pflegestufe 0") mittels so genannter Äquivalenzziffern wie folgt:

- Pflegestufe 0: 0,7;
- Pflegestufe 1: 1,0;
- Pflegestufe 2: 1,4;
- Pflegestufe 3: 1,8.

Auf Grundlage dieser Gewichtung lässt sich die den Pflegenden zur Verfügung stehende Zeit rechnerisch ebenfalls auf die einzelnen Pflegestufen verteilen.

	Stufe 0	Stufe 1	Stufe 2	Stufe 3
Frühdienst (Personalschlüssel 1:10)	22,1 Min.	31,6 Min.	44,2 Min.	56,8 Min.
Spätdienst (Personalschlüssel 1:13,2)	16,7 Min.	23,8 Min.	33,3 Min.	42,9 Min.
Nachtdienst (Personalschlüssel 1:50)	7,0 Min.	9,9 Min.	13,9 Min.	17,9 Min.
Gesamtpflegezeit	**45,8 Min.**	**65,3 Min.**	**91,4 Min.**	**117,6 Min.**

Insgesamt steht einem pflegebedürftigen Menschen in Pflegestufe 3 in einer stationären Einrichtung also innerhalb von 24 Stunden 117,6 Minuten Pflegezeit zur Verfügung, in denen allerdings, wie oben bereits angegeben, auch sämtliche bewohnerfernen Tätigkeiten erledigt werden müssen. Innerhalb dieser Zeit muss der schwerstpflegebedürftige Bewohner vollständig pflegerisch versorgt werden. Er benötigt in der Regel Hilfen bei Körperpflege (Waschen, Anziehen, Zahnpflege etc.), Mobilisation, Nahrungsaufnahme und Ausscheidungen. Er muss unter Umständen regelmäßig gelagert werden, benötigt behandlungspflegerische Maßnahmen und natürlich Ansprache sowie psychosoziale Betreuung.

Jeder Praktiker weiß jedoch, dass diese Zeit bei manchem Bewohner mitunter allein schon dafür benötigt wird, um ihm die Nahrung anzureichen. Es ist daher nicht verwunderlich, wenn von Mangelernährung bei Heimbewohnern berichtet wird, weil den Pflegenden einfach nicht die notwendige Zeit zur Verfügung steht, um das Essen in einem für den Bewohner angemessenen Tempo anzureichen. Und es ist ebenso wenig überraschend, dass manche Einrichtungen Angehörigen empfehlen, dem Pflegebedürftigen eine PEG-Sonde legen zu lassen. PEG-Sonden sollten jedoch ausschließlich dann zum Einsatz kommen, wenn sie medizinisch indiziert sind. Als „pflegeerleichternde Maßnahme" sind sie nicht nur entwürdigend, sondern zugleich als Körperverletzung zu werten. Vor allem aber sind sie eine Bankrotterklärung unseres gesamten Altenhilfesystems.

Die Irrationalität dieses Systems wird besonders deutlich, wenn man bedenkt, dass ein pflegebedürftiger Mensch gemäß den Einstufungsrichtlinien (siehe Kapitel 4 „Die Pflegeversicherung: Von der Lösung zum Problem") fünf Stunden Hilfebedarf (davon vier Stunden für die Grundpflege) haben muss, um überhaupt in die Stufe 3 eingestuft zu werden. In einem Pflegeheim erhält er jedoch nachweislich maximal knapp zwei Stunden Pflege.

Auf diese Unstimmigkeit und fehlende Logik reagieren die Verantwortlichen in der Politik und bei den Pflegekassen häufig mit dem Argument, dass sich die vorgegebenen fünf Stunden Hilfebedarf auf Laienpflege beziehen würden, professionelle Pflegekräfte die entsprechenden Verrichtungen aber sehr viel schneller ausführen könnten. Wie der Zeitbedarf der Laienpflege in professionelle Pflege bzw. umgekehrt der Zeitbedarf von professioneller Pflege in den der Laienpflege seriös umgerechnet werden kann, bleibt allerdings im Dunkeln. Ein Kritiker bezeichnete dies daher zu Recht einmal als „staatlich verordnete Form des Kaffeesatzlesens".

Das Argument der Verfechter dieses unsinnigen Systems ist außerdem deshalb wenig überzeugend, weil eine ausgebildete Kraft die Pflegetätigkeiten zwar routinierter und damit tatsächlich etwas schneller ausführen kann als ein Laie, sie aber außerdem in der Lage ist, Pflegebedarfe und Notwendigkeiten zu erkennen, die ein Laie mitunter gar nicht sieht, sodass er die daraus resultierenden Maßnahmen auch nicht ausführt.

Zusammenfassend lässt sich festhalten, dass die viel zu niedrige Personalbemessung in Pflegeheimen eine der grundlegenden Ursachen der gesamten Pflegeproblematik ist. Wenn eine Pflegekraft im Tagdienst durchschnittlich 11,6 Menschen betreuen muss, resultiert daraus zwangsläufig, dass alle Pflegehandlungen unter großem Zeitdruck ausgeführt werden müssen.

Selbstverständlich kann sich eine Pflegekraft auch nicht gleichzeitig um mehrere Bewohner kümmern. Dies hat zur Folge, dass Bedürfnisse oft nicht zeitnah befriedigt werden können. Bei manchen Bedürfnissen, wie beispielsweise im Zusammenhang mit Ausscheidungen, wäre das jedoch von großer Bedeutung. Wer hat die beinahe schon zynisch anmutende Aufforderung einer Pflegekraft an einen Bewohner „Ich habe jetzt keine Zeit, Sie auf die Toilette zu bringen, aber machen Sie doch einfach in die Windel." nicht schon einmal irgendwo in einem Pflegeheim gehört? Das bestehende System fördert damit unter anderem die Inkontinenz von Menschen, die von diesen als entwürdigend empfunden wird. Außerdem entstehen dadurch Folgekosten für die notwendigen Inkontinenzvorlagen sowie ein erhöhtes Dekubitusrisiko. Aus einem Dekubitus können für den Betroffenen wiederum große Schmerzen und weitere gesundheitliche Risiken wie Infektionen resultieren. Für die Krankenkassen folgen aus diesem System wiederum hohe Behandlungskosten. Es wäre daher sehr viel vernünftiger, dieses Geld prophylaktisch in eine verbesserte Personalausstattung der Pflegeheime zu stecken.

Unter den bestehenden personellen Rahmenbedingungen ist es mittlerweile mitunter sogar schwierig, eine „Warm-satt-sauber"-Pflege aufrecht zu erhalten: Viele über eine Grundversorgung hinausgehende Bedürfnisse von Bewohnern können überhaupt nicht erfüllt werden. In manchen Fällen ist daher von einer Mangelversorgung oder gar Vernachlässigung zu sprechen. Alle diese Zusammenhänge sind seit vielen Jahren bekannt und wurden schon unzählige Male publiziert.[3] Trotzdem werden seitens der politisch Verantwortlichen solche Bedingungen in deutschen Pflegeheimen aus Kostengründen bewusst in Kauf genommen. Dies ist der tatsächliche Skandal unseres inhumanen Altenhilfesystems.

3.2 Belastungen der Pflegenden

Die mangelhafte Personalausstattung der Heime hat aber nicht nur negative Auswirkungen auf die Bewohner, sondern auch auf die Pflegekräfte. Viele Altenpfleger, die mit „viel Herzblut" und großem Engagement in ihrem Beruf tätig sind, leiden unter der Diskrepanz zwischen den eigenen Ansprüchen an ihre Arbeit und dem unter den gegebenen Bedingungen tatsächlich Umsetzbaren. Anstatt liebevoll-menschlicher Zuwendung und Begleitung der

---

3 Siehe zum Beispiel: Michael Graber-Dünow: Zukunft unserer Pflegeheime – Perspektiven angesichts des Personalnotstands, in: AltenPflegerin + AltenPfleger, Heft 6/1992, S. 6ff.

hilfebedürftigen Bewohner ist nur zu oft eine Pflege im Akkord gefordert, die die alten Menschen auf ihre grundlegenden körperlichen Bedürfnisse reduziert. Die Arbeitsverdichtung und der permanente Zeitdruck stellen eine große Belastung für die Pflegenden dar.

Gerade unter diesen Bedingungen kann auch der Umgang mit demenzkranken Bewohnern, die teilweise so genannte „herausfordernden Verhaltensweisen" zeigen, als belastend erlebt werden. Hierbei steigern die Pflegenden oft selbst die Belastung, wenn sie im Alltagsstress unter Zeitmangel hektisch auf den Demenzkranken reagieren. Ihre Hektik überträgt sich dann auf den Dementen, der dadurch noch unruhiger und „unkooperativer" wird. Um die Situation für alle Beteiligten erträglich zu machen, würde es eigentlich im Gegenteil eines ruhigen Umgangs in einer entspannten Atmosphäre bedürfen. Voraussetzung dafür ist aber nicht nur eine quantitativ und qualitativ gute personelle Ausstattung, sondern auch eine Reflektion der eigenen Arbeit. Zum Abbau von Belastungen können eine kontinuierliche Begleitung in Form von Praxisberatung bzw. Supervision sowie fachspezifische Fortbildungsmaßnahmen hilfreich sein. Leider wird darauf in der Praxis aus Zeit- und/oder Kostengründen häufig verzichtet. Gleiches gilt für die ebenfalls vielfach als belastend erlebte ständige Konfrontation mit körperlichem Verfall sowie den kulturellen Tabus Sterben und Tod.

Vor diesem Hintergrund erscheint es nicht verwunderlich, dass Altenpfleger – oft voller Ideale sowie mit hohen ethischen Ansprüchen an sich selbst und ihre Tätigkeit angetreten – besonders vom Burnout bedroht sind. Der

Psychoanalytiker Wolfgang Schmidbauer bezeichnet die Altenpflege gar als „Brutstätte für Burnout".[4]

Aber auch die körperlichen Belastungen des Pflegeberufs sind hoch: Unter der plakativen Überschrift „Pflegekräfte schleppen wie die Bauarbeiter" berichtete die AOK über Untersuchungen zu Gesundheitsgefährdungen von Pflegekräften. Danach wurde festgestellt, „dass die körperliche Belastung in Pflegeberufen verglichen mit anderen Berufszweigen besonders hoch ist. Langes Stehen, schweres Heben und ungünstige Körperhaltungen gehören im Pflegebereich demnach zum Alltag. Fast jeder Beschäftigte im Pflegebereich verrichtet seine Arbeit häufig oder immer im Stehen. Auch das Heben schwerer Lasten kommt oft vor. So müssen nach eigenen Angaben zwei von drei Pflegenden regelmäßig schwere Lasten heben. Damit übertrifft die Belastung in diesem Bereich diejenige von Beschäftigten im Baugewerbe. Dort muss nur etwa jeder zweite häufig schwer heben."[5] So ist es nicht verwunderlich, dass rund 40 Prozent aller Beschäftigten in der Altenpflege (mit einer steigenden Tendenz jenseits des 50. Lebensjahres) unter Rückenbeschwerden leiden.[6]

Auch hier könnten Fortbildungen, zum Beispiel in Kinästhetik, sowie der Einsatz von Pflegehilfsmitteln, wie Hebeliftern, Abhilfe schaffen. Um vordergründig Zeit zu spa-

---

[4] http://www.spiegel.de/karriere/berufsleben/helferkrankheiten-schwaeche-ist-tabu-a-763522.html; besucht am 24.05.2014.

[5] http://www.aok-gesundheitspartner.de/rh/vigo_pflege/gesund_und_aktiv/bgf/belastungen/index_07588.html; besucht am 22.05.2014.

[6] http://www.pflegen-online.de/nachrichten/pflegepraxis/rueckenprobleme_rund_40_prozent_aller_altenpfleger_sind_betroffen.htm; besucht am 23.05.2014.

ren, kommen diese in der Praxis jedoch nicht regelmäßig zum Einsatz. In manchen Einrichtungen stehen allerdings auch nicht genügend Geräte zur Verfügung. Außerdem werden Hebetätigkeiten, die besser zu zweit erfolgen sollten, aus Zeitgründen oft alleine ausgeführt. Damit schädigen die Pflegenden aber nicht nur auf Dauer ihre eigene Gesundheit, sondern erhöhen auch das Sturzrisiko von Bewohnern.

Wie arbeitswissenschaftliche Untersuchungen schon vor vielen Jahren nachgewiesen haben, kann auch der permanente Schichtdienst, insbesondere im Dreischichtenbetrieb, negative gesundheitliche Auswirkungen haben.[7] Die regelmäßigen Wochenenddienste sind zudem familienunfreundlich und bedeuten vielfach eine soziale Belastung.

3.2.1 Die zweite Dimension des Pflegenotstandes

Neben der schlechten Personalbemessung mit ihren negativen Konsequenzen für Bewohner und Mitarbeiter hat der Pflegenotstand noch eine zweite Dimension: Während einerseits viel zu wenig Planstellen für eine bedürfnisadäquate Pflege der Bewohner vorhanden sind, gelingt es Pflegeeinrichtungen andererseits oft noch nicht einmal die bestehenden Stellen zu besetzen. Nach einer Studie des Instituts der deutschen Wirtschaft fehlen derzeit in der Altenpflege 30.000 Fachkräfte.[8] Der durchschnittliche Anteil nicht besetzter Stellen betrug 2012 nach den Be-

---

[7] Vgl. Hans-Ulrich Deppe, Industriearbeit und Medizin, Frankfurt am Main, 1973, S. 127ff.

[8] http://www.zeit.de/wirtschaft/2011-08/altenpflege-fachkraeftemangel; besucht am 22.05.2014.

rechnungen des „Hessischen Pflegemonitors" im Bundesland Hessen 18 Prozent in stationären Einrichtungen (und sogar 35 Prozent in ambulanten Pflegediensten). In den Heimen betrafen diese Vakanzen vor allem Fachkraftstellen (26 Prozent Gesundheits- und Krankenpfleger, 21 Prozent Altenpfleger), jedoch weniger ungelernte Hilfskräfte (8 Prozent).[9]

Doch diese Entwicklung ist erst die Spitze des Eisbergs: Vor dem Hintergrund des schon seit Jahrzehnten bekannten fortschreitenden demografischen Wandels scheint der Zusammenbruch des Systems absehbar zu sein. So werden laut dem „Pflegereport" der Bertelsmann Stiftung im Jahre 2030 „nach heutigen Berechnungen ohne grundlegende Weichenstellungen rund eine halbe Million Stellen für Vollzeitkräfte in der Pflege unbesetzt bleiben".[10] Wir scheinen also offenen Auges in die Pflegekatastrophe zu steuern.

Aufgrund des bestehenden Personalmangels versuchen sich manche Einrichtungen mit Zeitarbeitern zu behelfen. Diese kennen jedoch weder die Abläufe in der Einrichtung noch die Bewohner mit ihren Eigenarten und spezifischen Bedürfnissen. Um eine fachgerechte Pflege leisten zu können, müssten sie daher eigentlich erst eingearbeitet werden. Da Leihpfleger aber relativ teuer sind (ohne dabei selbst viel zu verdienen), werden sie von den Einrichtungen in

---

9 http://www.hessischer-pflegemonitor.de/cms/home/daten-2013-08/iii-arbeitsmarkt/34-stellenbesetzungssituation/341-anteil-nicht-besetzter-stellen-in-der-kranken-und-altenpflege.html; besucht am 22.05.2014.

10 https://www.bertelsmann-stiftung.de/de/presse-startpunkt/presse/pressemitteilungen/pressemitteilung/pid/versorgungsluecke-in-der-pflege-sorgt-fuer-handlungsdruck-bei-den-kommunen/, besucht am 22.05.2014.

der Regel nicht kontinuierlich, sondern nur bei personellen Engpässen eingesetzt. Eine fachgerechte Einarbeitung ist somit überhaupt nicht möglich. Auch die gerade für intime Pflegehandlungen erforderliche Vertrautheit mit den Bewohnern kann sich nicht entwickeln. Personalleasing verringert daher die Pflegequalität und ist sicherlich kein Mittel gegen den Pflegenotstand.

Der bestehende Fachkräftemangel führt außerdem vielfach dazu, dass Einrichtungen zu der längst überwunden geglaubten Funktionspflege zurückkehren: Während die Grundpflege von angelernten Hilfskräften verrichtet wird, konzentrieren sich die Pflegefachkräfte auf Koordinations- und Kontrollaufgaben sowie auf behandlungspflegerische Maßnahmen und bürokratische Tätigkeiten. Ganzheitliche Pflegekonzepte, die einmal einen großen inhaltlichen Fortschritt der Pflege darstellten und die nicht nur für die Bewohner zahlreiche Vorteile beinhalteten, sondern auch den Pflegeberuf vielfältig und attraktiv machten, werden damit immer mehr in den Hintergrund gedrängt. Diese Tendenz wird durch die bestehenden Sparzwänge weiter verstärkt, da Hilfskräfte nun einmal sehr viel weniger Lohnkosten verursachen als Fachkräfte.

3.2.2 Kostensenkung zu Lasten der Beschäftigten

Der Kostendruck, den die Pflegekassen in den Entgeltverhandlungen, die oft einem Pflegesatzdiktat gleichkommen, auf die Träger der Heime ausüben, muss von diesen oft zwangsläufig an ihre Mitarbeiter weitergegeben werden. Heimentgelte werden nämlich nicht aufgrund der tatsächlichen Notwendigkeiten, sondern nur innerhalb eines Korridors der Entgelte angeblich „vergleichbarer Einrichtungen" erhöht. „Wenn dieses und jenes Heim mit einem niedrigeren Heimentgelt auskommt, müssen Sie es doch auch können", lautet der Grundgedanke des Systems. Dies bedeutet beispielsweise, dass selbst die Übernahme von Tarifabschlüssen mit den daraus resultierenden Personalkostensteigerungen nicht zwangsläufig bei Entgeltverhandlungen akzeptiert werden. „In Niedersachsen etwa wurden über zwölf Jahre die Pflegesätze der Kassen nicht erhöht. Das lag daran, dass dort der Anteil privater Träger, die vergleichsweise niedrige Löhne zahlen, an allen Pflegeheimanbietern besonders groß ist."[11]

Viele Heime sind daher in jüngster Vergangenheit aus den Tarifverträgen ausgestiegen oder gliedern ihre Mitarbeiter in eigens dafür geschaffene Tochtergesellschaften aus, deren Lohnniveau unter der ursprünglichen Bezahlung der Heime liegt. Dadurch verliert der Altenpflegeberuf aber weiter an Attraktivität. Altenpfleger verdienen durchschnittlich 2.190 Euro im Monat und Altenpflegehelfer 1.890 Euro[12]. Bei einer tariflichen Bezahlung würde eine Pflegekraft mit 3-jähriger Berufserfahrung aber beispielsweise nach dem Hessischen Kommunaltarif 2.668,29 Euro und eine Pflegehilfskraft 2.278,35 Euro erhalten. Die Gewerkschaft Verdi fordert sogar ein monatliches Gehalt von mindestens 3.000 Euro für qualifiziertes Pflegepersonal. Sie begründet dies damit, dass „im Durchschnitt aller Branchen [...] ein Vollzeitarbeitnehmer laut statistischem

---

11 http://investigativ.welt.de/2012/09/10/unendliches-leid-in-deutschen-pflegeheimen; besucht am 23.05.2014.

12 http://www.lohnspiegel.de/main/zusatzinformationen/pflegeberufe/arbeit-in-pflegeberufen-interessant-hoch-belastend-und-oft-schlecht-bezahlt; besucht am 23.05.2014.

Bundesamt im vergangenen Jahr 3462 Euro monatlich verdient"[13] hat.

Die Beratungsgesellschaft Ernst & Young weist unter der Überschrift „Ein Muss: Bessere Bezahlung" darauf hin, dass in einer Befragung 89 Prozent der Pflegeheimbetreiber höhere Löhne für erforderlich halten. Die am 1. August 2010 eingeführten Mindestlöhne im Pflegebereich lagen in den alten Bundesländern zunächst bei 8,50 Euro und in den neuen Ländern bei 7,50 Euro. Seit dem 1. Januar 2015 betragen sie 9,40 Euro bzw. 8,65 Euro. Damit liegen sie zwar über dem seit 1. Januar 2015 geltenden flächendeckenden Mindestlohn von 8,50 Euro, aber immer noch unter dem anderer Branchen. So erhalten beispielsweise ungelernte Bauarbeiter 11,15 Euro (west) bzw. 10,75 Euro (ost), Dachdecker 11,85 Euro oder Maler und Lackierer 9,90 Euro.[14] Sogar Gebäudereinigern steht in den westlichen Bundesländern mit 9,55 Euro ein höherer Mindestlohn als Pflegekräften zu. „Hier wäre eine Angleichung für die Pflegeberufe nicht nur wünschenswert, sondern auch dringend angezeigt, wenn mehr junge Menschen davon überzeugt werden sollen, in diesem Bereich zu arbeiten", schreibt Ernst & Young dazu.[15] So sehr diesem Argument auch zugestimmt werden muss, sei an dieser Stelle doch angemerkt, dass es eine gesellschaft-

---

13 http://www.wohlfahrtintern.de/NewsDetails.1677.0.html?&no_cache=1&tx_ttnews%5Btt_news%5D=2481&cHash=89d123393585ef6855340f0fa7dd49a5; besucht am 14.04.2015.

14 https://www.mindestlohn.de/hintergrund/branchenmindestloehne/; besucht am 04.04.2015.

15 Ernst & Young: Stationärer Pflegemarkt im Wandel, Gewinner und Verlierer 2020, zit. n.: http://www.ey.com/Publication/vwLUAssets/Pflegemarktstudie_2011/$FILE/Pflegemarktstudie%202011%20EY.pdf; besucht am 22.05.2014.

liche Schande ist, bei der Pflege alter Menschen überhaupt über Mindestlöhne diskutieren zu müssen.

Exkurs: Outsourcen von Dienstleistungen
Die gleiche Problematik besteht im Übrigen nicht nur im Pflegebereich, sondern auch bei den anderen in Heimen tätigen Berufsgruppen. „Laut offizieller Pflegestatistik des Bundes war im Jahr 2009 etwa ein Drittel aller insgesamt 621.000 Beschäftigten in deutschen Pflegeheimen nicht in der Pflege beschäftigt, sondern in Küche, Reinigung, Verwaltung oder Haustechnik."[16] Eine Einrichtung ist jedoch ebenfalls ganzheitlich zu sehen: Selbst eine ausgezeichnete Pflege könnte ein Heim nicht zu einem lebenswerten Ort für seine Bewohner machen, wenn alle anderen Bereiche nicht ebenfalls hochwertige Leistungen erbringen würden, wenn also zum Beispiel das Essen nicht schmeckt, die Räumlichkeiten schmutzig sind oder die Heizung nicht richtig funktioniert. Zudem sind auch die Mitarbeiter dieser Leistungsbereiche für die Bewohner in der Hausgemeinschaft wichtige Ansprechpartner, die ihnen daher Freundlichkeit, Hilfsbereitschaft und Einfühlungsvermögen entgegenbringen müssen.

In diesem Zusammenhang ist deshalb die schon seit Jahren bestehende Tendenz des Outsourcens, also der Auslagerung von Dienstleistungsangeboten an Partnerunternehmen, wie Caterer und Reinigungsfirmen, zu problematisieren. Dies erfolgt in der Regel, um Kosten zu sparen, obgleich praktische Erfahrungen zeigen, dass auch

---

16 http://investigativ.welt.de/2012/09/10/unendliches-leid-in-deutschen-pflegeheimen; besucht am 22.05.2014.

die Erbringung von hauswirtschaftlichen Diensten durch das Heim selbst in einem betriebswirtschaftlich vertretbaren Rahmen, ja sogar zu niedrigeren Kosten als sie ein Dienstleistungspartner bieten kann, möglich ist, denn die Einrichtung spart dadurch nicht nur die Gewinnmarge des Caterers bzw. des Gebäudereinigers, sondern auch die Mehrwertsteuer.

Der Einsatz eigener Mitarbeiter fördert zudem die Identifikation mit dem Heim, aus der wiederum qualitativ höherwertige Arbeitsergebnisse resultieren.[17] Hierzu nur ein Beispiel: In einem Heim erhielt der von einem Caterer angestellte Küchenleiter eine Prämie, wenn es ihm im Jahresverlauf gelang, den Verpflegungssatz noch unterhalb der ohnehin niedrigen Vorgaben zu drücken. Nach der Übernahme der Küche in den Eigenbetrieb wurde der tägliche Verpflegungssatz erhöht und die Mitarbeiter (incl. die der Küche) erhalten nun eine Prämie, wenn das Heim ein positives Jahresergebnis aufweist. Das Jahresergebnis ergibt sich zu wesentlichen Teilen aus der Auslastung der Einrichtung, die wiederum in engem Zusammenhang mit der Zufriedenheit der Bewohner und dem daraus folgenden positiven Image des Hauses steht. Da das Essen ein ganz wesentlicher Faktor für die Zufriedenheit der Bewohner ist, kommt der Küche und der von ihr erbrachten Leistungen dabei eine besondere Bedeutung zu. Mit der Übernahme der Küche in den Eigenbetrieb wurde hier also ein Paradigmenwechsel vollzogen, bei dem es letztlich nur Gewinner gibt.

---

17 Michael Graber-Dünow: Eigener Herd ist Goldes wert, Insourcing der Heimküche, in: Verpflegungsmanagement, 12/2007, S. 14ff.

3.2.3 Wege aus der Misere?

Obgleich die Personalproblematik schon seit Jahrzehnten bekannt ist, sind die politischen Antworten bisher wenig ermutigend, sondern gleichen eher einer hilflosen Flickschusterei. Zum Beispiel glaubte der Gesetzgeber, den durch die Medien publizierten Skandalberichten durch flächendeckende zusätzliche Kontrollen entgegenwirken zu können, ohne dabei zu begreifen, dass mit der daraus erwachsenden Überregulierung und weiteren Bürokratisierung Pflegequalität letztlich sogar abgebaut wird und damit genau das Gegenteil dessen erreicht wird, was ursprünglich intendiert war (siehe die Kapitel 6 „Überregulierung der Heime" und 7 „Mogelpackung Pflegenoten").

Dann sollten es zunächst Ein-Euro-Jobber und später „Zusätzliche Betreuungskräfte nach § 87 b SGB XI" richten. Es lag aber von Anfang an auf der Hand, dass dies zu einer weiteren Deprofessionalisierung der Betreuung beitragen würde: So wurden in vielen Einrichtungen dankbar die kostenintensiven Sozialen Dienste und Therapeutischen Abteilungen abgebaut und durch zwar nur unzureichend qualifizierte, dafür aber billige und außerhalb des Pflegesatzes finanzierte „87b-Kräfte" ersetzt. Die als „zusätzliche" Hilfen gedachten Kräfte haben in vielen Einrichtungen mittlerweile die Regelversorgung übernommen, sodass die Betreuung der Bewohner somit nicht verbessert, sondern letztlich verschlechtert wurde.

Ein weiterer untauglicher Versuch, dem Pflegenotstand entgegenzuwirken, besteht in der Anwerbung ausländischer Fachkräfte, derzeit vor allem aus Spanien und China. Dies hat in Deutschland eine lange Tradition: So wurden bereits in den 1970er und 1980er Jahren Pflegekräfte aus Korea, den Philippinen und dem ehemaligen Jugoslawien geholt, um hiesigen Defiziten zu begegnen. Trotzdem bestehen dabei Bedenken, dass damit gegen den „Verhaltenskodex für die internationale Anwerbung von Gesundheitsfachkräften" der Weltgesundheitsorganisation verstoßen werden könnte: Beispielsweise ist auch China durch seine 1-Kind-Politik ebenfalls von großen demografischen Veränderungen betroffen, sodass dort künftig wahrscheinlich ebenfalls ein großer Bedarf an Pflegekräften herrschen wird.

Der Einsatz der im Ausland rekrutierten Pflegekräfte in den Heimen erscheint außerdem angesichts der sprachlichen Barrieren sehr problematisch, da Altenpflege nun einmal in besonderem Maße auf Kommunikation beruht. Prof. Dr. Heinz Rothgang weist in diesem Zusammenhang zudem darauf hin, dass es sich auch um ein kulturelles Problem handelt. Gerade im Umgang mit Demenzkranken, die häufig emotional in früheren Zeiten verhaftet sind, sei es auch wichtig, eine „gemeinsame Vergangenheit" zu haben: „Wenn man diese Menschen da abholen will, wo sie auch gedanklich sind, dann ist es gut, wenn man über gemeinsame geteilte Erfahrungen verfügt. Das ist nicht nur Sprache, sondern auch wirklich Erinnerung an das, was im 20. Jahrhundert stattgefunden hat. Wenn der kulturelle Bruch da sehr groß ist, [...] ist das schon ein Problem."[18]

Seitens der Bundesregierung, aber auch einzelner Landesregierungen sowie örtlicher Initiativen oder Trägerverbände wird immer wieder einmal der Versuch unternommen mittels Werbekampagnen das Image und die Attraktivität

---

18 Redebeitrag in der „Hessenschau" des HR-Fernsehens vom 23.01.2014; aufgezeichnet vom Autor.

des Altenpflegeberufes zu steigern. So zielt beispielsweise die Ende 2012 gestartete „Ausbildungs- und Qualifizierungsoffensive Altenpflege" der Bundesregierung durchaus in die richtige Richtung. Verwunderlich ist dabei allerdings, dass Maßnahmen wie „Verstärkte Ausbildungsanstrengungen und bedarfsorientierte Erhöhung der Ausbildungskapazitäten", „Erschließung des Nachqualifizierungspotenzials in der Altenpflege", „Attraktive Arbeitsbedingungen" oder „Gesellschaftliche Bedeutung des Berufsfeldes durch Öffentlichkeitsarbeit fördern" nicht schon längst umgesetzt wurden, obgleich die Problematik schon seit vielen Jahren bekannt ist. Aber auch die Umsetzung der Kampagne ist wieder einmal ernüchternd, da selbst mehr als zwei Jahre nach ihrem Start noch keinerlei greifbaren Ergebnisse vorliegen.

3.2.4 Ein Beruf mit schlechtem Image

Die zuvor dargestellten Zusammenhänge ergeben insgesamt ein negatives Bild der Altenpflege und des Pflegeberufes. Wer möchte schon in einem Beruf arbeiten, der von hohen psychischen und physischen Belastungen, sozial unverträglichen Arbeitszeiten, relativ schlechter Bezahlung und einem geringen gesellschaftlichen Ansehen gekennzeichnet ist? Einem Beruf, dessen Inhalte einzig einer „Mängelverwaltung" gleichen, in dem eine große Diskrepanz zwischen den eigentlichen Erfordernissen und dem tatsächlich Leistbaren besteht? Einem Arbeitsfeld, das von zahlreichen öffentlichen Skandalen erschüttert wird und seine Beschäftigten zu zwingen scheint, moralisch, teilweise sogar strafrechtlich bedenkliche Handlungen auszuüben?

Die Gesamtheit der skizzierten Probleme fügt sich zu

einem insgesamt schlechten Image des Altenpflegeberufes zusammen. Dieses negative Image reflektiert wiederum auf den Pflegeberuf, macht ihn noch unattraktiver und führt damit zu einer Abwärtsspirale ...

Die positiven Aspekte der Pflege, wie die Freude am Umgang mit Menschen, die dankbaren Rückmeldungen von Bewohnern und Angehörigen mit der daraus resultierenden psychischen Gratifikation, die Möglichkeit, von den Pflegebedürftigen einen persönlich gewinnbringenden Umgang mit existenziellen Lebenserfahrungen zu erlernen oder die Befriedigung, eine unter humanitären Gesichtspunkten wichtige Tätigkeit, die zudem über eine besondere gesellschaftliche Relevanz verfügt, auszuüben, tritt dabei völlig in den Hintergrund. Altenpflege könnte ein wunderbarer Beruf sein, wenn nur die Rahmenbedingungen besser wären.

Doch die problematischen Rahmenbedingungen bewirken nicht nur, dass sich viel zu wenige Menschen dafür entscheiden, Altenpfleger zu werden, sondern sie fördern ebenso die Tendenz, aus dem Beruf wieder auszusteigen. So gaben in einer Untersuchung 8,5 Prozent der befragten Pflegekräfte (aus Krankenhäusern, Pflegeheimen und Ambulanten Diensten) an, mehrmals wöchentlich an einen Berufsausstieg zu denken. 10 Prozent erwogen einen Ausstieg mehrmals monatlich und 34,2 Prozent mehrmals im Jahr. Insgesamt dachten ausgebildete Pflegekräfte häufiger daran, den Beruf zu wechseln. Einschränkend muss jedoch bemerkt werden, dass dabei auch hausinterne Gründe eine Rolle spielen: Einen niedrigeren Anteil an Ausstiegswilligen zeigten Mitarbeiter der Einrichtungen, die in den Kategorien „Arbeitszufriedenheit", „Führungsqualität" und

„Qualität der zwischenmenschlichen Beziehungen" günstiger abschnitten.[19]

Angaben zur durchschnittlichen Verweildauer im Altenpflegeberuf sind nicht einheitlich: Sie liegen zwischen 6 und 12,7 Jahre.[20] Doch selbst wenn die längste Verweildauer zutreffend sein sollte, ist dies noch immer eine alarmierend kurze Zeit. Auch aus volkswirtschaftlicher Sicht macht es wenig Sinn, Menschen zunächst kostenintensiv auszubilden, um sie dann nach noch nicht einmal einem Drittel ihrer Erwerbsbiographie in andere Arbeitsfelder zu entlassen. Um die Personalprobleme in der Altenpflege langfristig lösen zu können, wäre es daher dringend angezeigt, Maßnahmen einzuleiten, welche die Verweildauer im Pflegeberuf signifikant erhöhen.

3.2.5 Nachwuchssorgen

Die Altenpflegeausbildung untersteht dem Landesrecht und ist daher sowohl in ihrer Ausgestaltung als auch in der Finanzierung uneinheitlich: So erfolgt die Refinanzierung der Ausbildungsvergütung bei den Heimen als praktischen Ausbildungsträgern in einigen Bundesländern, wie beispielsweise in Hessen, als Ausbildungszuschlag zum Pflegesatz. Dieser ist dort allerdings auf 8.000,- Euro pro Auszubildendem und Jahr gedeckelt, sodass er nicht kostendeckend ist und die Restkosten seitens der Pflegeeinrichtung zu tragen sind, ohne dass diese in den Heiment-

---

[19] http://www.baua.de/de/Publikationen/Uebersetzungen/Ue15.html; besucht am 23.05.2014.

[20] www.vdk.de/rheinland-pfalz/downloadmime/.../Vortrag_Prof._Sell.pdf; besucht am 23.05.2014.

gelten ausreichend Berücksichtigung finden. In anderen Bundesländern werden die Kosten für Auszubildende über den Pflegesatz refinanziert. In Sachsen werden dabei Auszubildende allerdings als 0,33 Vollkräfte auf den Stellenplan angerechnet.[21]

„Anders als in der Gesundheits- und (Kinder-)Krankenpflege ist die Refinanzierung der Kosten für die Praxisanleitung oder den zeitlichen Mehraufwand nicht explizit gesetzlich geregelt […] Häufig wird argumentiert, dass die zusätzlichen Kosten mit den Pauschalen bereits abgedeckt seien."[22]

Die Altenpflegeschulen als Träger der theoretischen Ausbildung unterliegen in manchen Bundesländern dem Schulrecht, auf dessen Grundlage auch die Finanzierung erfolgt; in anderen Bundesländern werden sie über den Landeshaushalt finanziert. Teilweise werden aber auch immer noch die Auszubildenden selbst zur Finanzierung mit herangezogen: Auf eine entsprechende Anfrage der SPD-Bundestagsabgeordneten Petra Crone antwortete die Bundesregierung im Dezember 2013: „In acht Ländern (Baden-Württemberg, Brandenburg, Bremen, Hessen, Nordrhein-Westfalen, Rheinland-Pfalz, Saarland, Schleswig-Holstein) wird kein Schulgeld erhoben, in sieben Ländern (Bayern, Berlin, Hamburg, Mecklenburg-Vorpommern, Niedersachsen, Sachsen, Sachsen-Anhalt) wird Schulgeld durch Schulen erhoben, für Thüringen liegen

---

[21] Dr. Petra Steffen/Dr. Sabine Löffert: Ausbildungsmodelle in der Pflege, Forschungsgutachten im Auftrag der Deutschen Krankenhausgesellschaft, 2010, S. 66. Download unter: http://www.dkgev.de/media/file/8863. RS008-11_Anlage_Endbericht_Ausbildungsmodelle_in_der_Pflege.pdf.

[22] Dr. Petra Steffen/Dr. Sabine Löffert, a.a.O., S. 68.

keine konkreten Angaben vor."[23] Das Schulgeld liege zwischen 30 und 200 Euro im Monat. Petra Crone bemerkt dazu: „Das komplette Medizinstudium ist in Deutschland im Grunde kostenfrei, aber Schüler privater Altenpflegeschulen müssen ein Schulgeld zahlen […] Das ist natürlich ein Unding. Der Fachkräftemangel in der Altenpflege ist seit Jahren Realität und trotzdem geschieht außer Gipfeln und Appellen an Runden Tischen gar nichts."[24]

Die Problematik der Altenpflegeausbildung ist den politischen Entscheidungsträgern schon seit Jahrzehnten bekannt. Ebenso lange besteht die Forderung, die Ausbildung bundeseinheitlich und vor allem kostenfrei zu gestalten.[25] Es bleibt daher zu hoffen, dass das von der Bundesregierung beabsichtigte „Pflegeberufegesetz" (auf das an dieser Stelle nicht näher eingegangen werden kann, da es den Rahmen dieses Buches sprengen würde) diese anachronistische Finanzierungregelungen abschafft und endlich eine kostenfreie Ausbildung garantiert, wie sie in anderen Berufen spätestens seit Ende des Zweiten Weltkriegs selbstverständlich ist.

Aufgrund seiner vielfältigen Belastungen und Probleme erscheint der Beruf des Altenpflegers also für Berufsanfänger oder Quereinsteiger nicht sonderlich attraktiv. Es ist daher nicht verwunderlich, dass der Berufsbildungsbericht 2013 bei der Zahl der Neueintritte in eine Altenpflegeaus-

---

23 http://dipbt.bundestag.de/dip21/btd/18/001/1800138.pdf; besucht am 23.05.2014.

24 http://www.petra-crone.de/index.php?nr=57466&menu=1; besucht am 23.05.2014.

25 Vgl. z. B. Schulgeld statt Vergütung – Schüler/innen in der Altenpflege wehren sich, in Dr. med. Mabuse Nr. 48, Juni/Juli 1987, S. 63.

bildung einen Rückgang von 6,6 Prozent gegenüber dem Schuljahr 2010/2011 ausweist. Auch die Ausbildungszahlen für Altenpflegehelfer sind um 1,8 Prozent rückläufig.[26]

Hinzu kommt, dass viele Praktiker in Heimen und Schulen den Eindruck gewinnen, manche Jugendliche würden nur deshalb in die Altenpflege gehen wollen, weil sie keine andere Ausbildung finden. Einem zunehmenden Teil der Bewerber mangelt es an sozialen und persönlichen Kompetenzen. Auch seitens der Agentur für Arbeit werden mitunter Menschen aus problematischen sozialen Verhältnissen zum Altenpfleger umgeschult. Beispielhaft für diese Einschätzung steht die folgende Aussage der Personalmarketingstelle eines Heimträgers: „Die Bewerberzahlen sind gar nicht schlecht. Das Problem ist eher die Qualifikation. Viele Bewerber sind einfach nicht geeignet."[27]

Auch hier befindet sich die Altenpflege in einer Negativspirale: Problematische Rahmenbedingungen gepaart mit einem schlechten Image schrecken manche eigentlich geeigneten Interessenten ab, den Beruf zu ergreifen. Um die Ausbildungsplätze überhaupt zu besetzen, müssen die Ausbildungsträger daher Abstriche von ihren Ansprüchen an die Bewerber machen. Es werden somit auch Menschen zum Altenpfleger ausgebildet, die für den Beruf eigentlich nicht geeignet sind und somit wiederum zu einer weiteren Verschlechterung des Images der Pflege beitragen. Diesen Teufelskreis gilt es zu durchbrechen!

---

26 Bundesministerium für Bildung und Forschung, Berufsbildungsbericht 2013, S. 42. Download unter: http://www.bmbf.de/pub/bbb_2013.pdf.

27 http://www.diakonie-neu-ulm.de/html/nuz_21_03_2013.html; besucht am 24.05.2014.

4 Die Pflegeversicherung: Von der Lösung zum Problem

Der Einführung des stationären Teils der Pflegeversicherung[1] am 1. Juli 1996 war eine mehr als 20-jährige Diskussion über die Notwendigkeit der sozialen Absicherung des Lebensrisikos der Pflegebedürftigkeit vorausgegangen. Diese war vor allem von dem Ziel geleitet, pflegebedürftige Menschen vor dem systemimmanenten Abgleiten in die Sozialhilfe zu bewahren.[2] Da die Kosten für einen Platz in einem Altenpflegeheim schon damals so hoch waren, dass sie von einer Durchschnittsrente bei weitem nicht abgedeckt werden konnten, war der überwiegende Teil der Betroffenen zur Finanzierung des Heimaufenthaltes auf Sozialhilfe angewiesen. „Fürsorgeempfänger" zu sein wurde von den meisten alten Menschen aufgrund ihrer Sozialisation jedoch als Schmach und Stigmatisierung empfunden. Den notwendigen Bezug von Sozialhilfe interpretierten sie daher nicht als Rechtsanspruch und Resultat der sozialpolitischen Rahmenbedingungen, sondern als persönliches Versagen. Außerdem führte er zu ihrer faktischen Verarmung, denn vor dem Bezug der Sozialhilfe

---

1 Vgl. Michael Graber-Dünow: Ein bürokratisches Monstrum, 10 Jahre Pflegeversicherung stationär, in: Dr.med. Mabuse 162, Juli/August 2006, S. 28ff.

2 Vgl. z. B. Armin Claus (1983): Droht eine Gesellschaft von Taschengeldempfängern? Plädoyer für eine bessere Sicherung im Falle von Pflegebedürftigkeit, Wiesbaden.

musste zunächst das lebenslang angesparte Vermögen bis auf eine geringe Freigrenze aufgebraucht oder das mühsam erarbeitete Wohneigentum „versilbert" werden. Das den Betroffenen danach zur Verfügung stehende Taschengeld – später euphemistisch „Barbetrag" genannt – reduzierte ihren finanziellen Spielraum auf ein Minimum.

Bei Einführung der Pflegeversicherung war von diesem hehren Ziel allerdings nicht mehr viel übrig geblieben. Finanzierungsfragen standen im Vordergrund und so wurde sie schließlich als „Teilkaskoversicherung" konzipiert, die durch die Kompensation der Arbeitgeberbeiträge zudem das bis dahin solidarische Finanzierungssystem der Sozialversicherung sprengte. Aufgrund der zu niedrig bemessenen Leistungen blieb der überwiegende Teil der Heimbewohner aber weiterhin auf Sozialhilfe angewiesen. Die ursprüngliche Intention, das systemimmanente Abgleiten in die Sozialhilfe zu verhindern, konnte der stationäre Teil der Pflegeversicherung somit nicht erfüllen.

Darüber hinaus führte die Pflegeversicherung jedoch zu tiefgreifenden Veränderungen in den Heimen. So wurde die Definition von „Pflegebedürftigkeit" durch das Pflegeversicherungsgesetz auf 15 körperliche Kriterien reduziert, obgleich sich in der fachlichen Diskussion erst wenige Jahre zuvor eine ganzheitliche Sicht des pflegebedürftigen Menschen etabliert hatte. Aufgrund dieses antiquierten Pflegebedürftigkeitsbegriffs sind die Leistungen der psychosozialen Betreuung sowie der so genannten Behandlungspflege nicht einstufungsrelevant und müssen von den Heimen somit letztlich kostenlos erbracht werden.

Bei den Einstufungskriterien handelt es sich um:
- im Bereich der Körperpflege –
das Waschen, Duschen, Baden, die Zahnpflege, das Kämmen, Rasieren, die Darm- oder Blasenentleerung,
- im Bereich der Ernährung –
das mundgerechte Zubereiten oder die Aufnahme der Nahrung,
- im Bereich der Mobilität –
das selbständige Aufstehen und Zu-Bett-Gehen, An- und Auskleiden, Gehen, Stehen, Treppensteigen oder das Verlassen und Wiederaufsuchen der Wohnung,
- im Bereich der hauswirtschaftlichen Versorgung –
das Einkaufen, Kochen, Reinigen der Wohnung, Spülen, Wechseln und Waschen der Wäsche und Kleidung oder das Beheizen.

Dabei wird die Erbringung hauswirtschaftlicher Hilfen im stationären Bereich als ohnehin gegeben vorausgesetzt.

Neben der Art der notwendigen Hilfeleistung ist für die Einstufung auch ihre Häufigkeit und Dauer von Relevanz.

Pflegestufe 1: Personen, die bei der Körperpflege, der Ernährung oder der Mobilität für wenigstens zwei Verrichtungen aus einem oder mehreren Bereichen mindestens einmal täglich der Hilfe bedürfen. Der dafür benötigte Zeitaufwand muss mindestens 90 Minuten betragen; hierbei müssen auf die Grundpflege mehr als 45 Minuten entfallen.

Pflegestufe 2: Personen, die bei der Körperpflege, der Ernährung oder der Mobilität mindestens dreimal täglich zu verschiedenen Tageszeiten der Hilfe bedürfen. Der dafür benötigte Zeitaufwand muss mindestens drei Stunden betragen; hierbei müssen auf die Grundpflege mindestens zwei Stunden entfallen.

Pflegestufe 3: Personen, die bei der Körperpflege, der Ernährung oder der Mobilität täglich rund um die Uhr, auch nachts, der Hilfe bedürfen und zusätzlich mehrfach in der Woche Hilfen bei der hauswirtschaftlichen Versorgung benötigen. Der dafür benötigte Zeitaufwand muss mindestens fünf Stunden betragen; hierbei müssen auf die Grundpflege mindestens vier Stunden entfallen.

Dabei ist der im stationären Bereich fiktive „Zeitaufwand, den ein Familienangehöriger oder eine andere nicht als Pflegekraft ausgebildete Pflegeperson für die erforderlichen Leistungen der Grundpflege und hauswirtschaftlichen Versorgung benötigt" (§ 15 Abs. 3 SGB XI) zugrunde zu legen. Dass es sich bei der virtuellen Umdeutung des Zeitaufwands von professioneller Pflege in den Zeitaufwand einer Laienpflege um eine „staatlich verordnete Form des Kaffeesatzlesens" handelt, wurde schon in Kapitel „Das Problem der Personalbemessung" beschrieben.

Vor Einführung der Pflegeversicherung erfolgte die Zuordnung der Bewohner in verschiedene Pflegestufen oder -gruppen nach länderspezifischen Regelungen. Beispielsweise gab es im Bundesland Hessen insgesamt vier Pflegegruppen, in welche die Heimbewohner mittels eines Punktesystems eingruppiert wurden. Bei dieser Eingruppierung wurde die psychosoziale Betreuung ebenso wie die Behandlungspflege selbstverständlich berücksichtigt. Auch aktivierende Pflege und rehabilitative Maßnahmen wurden damals durch einen höheren Punktewert bei der Errechnung der Pflegegruppe belohnt. In der Pflegeversicherung wurden rehabilitative Erfolge hingegen zunächst sogar durch eine Herabstufung des Bewohners in eine niedrigere Pflegestufe und den damit verbundenen finanziellen Nachteilen für die Heime bestraft. Für die Einrichtungen war es daher lukrativer, Bewohner in einer hohen Pflegestufe zu halten. Erst die Reform durch das Pflege-Weiterentwicklungsgesetz im Jahr 2008 billigte den Heimen bei einer Rückstufung des Bewohners einen einmaligen Betrag in Höhe von 1.536 Euro zu (der zwischenzeitlich auf 1.597 Euro erhöht wurde). Dieser Betrag entspricht der Differenz der Leistungen der Pflegestufen 2 und 1 für ein halbes Jahr. Langfristig bleibt es für die Heime damit aber weiterhin finanziell verlockender, auf die zudem zeitaufwendigere und damit personalintensivere aktivierende Pflege zu verzichten.

Die Reduktion auf rein körperliche Einstufungskriterien in der Pflegeversicherung diente von Anfang an einzig dazu, aus Finanzierungsgründen den Kreis der Leistungsbezieher einzugrenzen und diesen nur möglichst niedrige Pflegestufen zuzubilligen. Besonders deutlich wurde das auch bei der so genannten Härtefallregelung: Als Härtefall können Pflegebedürftige anerkannt werden, „wenn ein außergewöhnlich hoher und intensiver Pflegeaufwand erforderlich ist, der das übliche Maß der Pflegestufe 3 weit übersteigt, beispielsweise bei Apallikern, schwerer Demenz oder im Endstadium von Krebserkrankungen"(§ 43 Abs. 3 SGB XI). Diesen Menschen stehen dann erhöhte finanzielle Leistungen zu. Zugleich legt das Gesetz jedoch fest, dass es sich dabei um eine Ausnahmeregelung handelt, die im stationären Bereich „für nicht mehr als 5 vom Hundert aller versicherten Pflegebedürftigen der Pflegestufe 3" angewendet werden darf. Nicht der eigentliche Pflegebedarf ist somit für die Einstufung als Härtefall entscheidend, sondern eine Quotenregelung, die einzig der Kostendämpfung dient.

Die Folgen der restriktiven Einstufungsregelung wird am Beispiel von Frankfurt am Main deutlich: Dort betrug der Anteil der Heimbewohner, die sich vor Einführung der Pflegeversicherung in der damals höchsten Pflegegruppe befanden, 57,19 Prozent. Nach dem Inkrafttreten der Pflegeversicherung waren aber nur noch 25,1 Prozent der Bewohner der nun höchsten Pflegestufe 3 zugeordnet.[3]

Die daraus folgenden Umsatzeinbußen der Heime wurden zwar durch eine Übergangsregelung zunächst teilweise kompensiert, zugleich wurden die Entgeltsätze jedoch für die Jahre 1996 bis 1998 auf eine maximale jährliche Steigerungsrate von 1 Prozent (bzw. 2 Prozent in den neuen Bundesländern) begrenzt. Da die Kostenentwicklung aber weitaus höher war, mussten zwangsläufig Einsparungen vorgenommen werden. Der hohe Fixkostenanteil an den Heimkosten ließ hierfür jedoch relativ wenig Spielraum, sodass letztlich in vielen Einrichtungen Personal abgebaut wurde. Leider gibt es über diese Entwicklung keinerlei valide Zahlen. Eine von mir damals an mehrere Bundesländer gerichtete Anfrage nach der personellen Ausstattung von Altenpflegeheimen vor und nach Einführung der Pflegeversicherung verlief weitgehend ergebnislos, da diese Daten nach Aussage der Länder angeblich nicht erhoben worden seien. Lediglich der Senat der Stadt Hamburg konnte eine ent-

---

3 Michael Graber-Dünow: Bürokratie statt Hilfe, Die Auswirkungen neuer Regelungen in der stationären Altenhilfe, in: Blätter der Wohlfahrtspflege, Heft 5/2002, S. 178.

sprechende Statistik zur Verfügung stellen.[4] Danach ist der Anteil an Personalstellen in der Pflege im Vergleich der Jahre 1995 und 1998 nur geringfügig zurückgegangen. Im Rahmen meiner damaligen Untersuchungen berichteten jedoch zahlreiche Heimleitungen ebenso wie die Heimaufsichtsbehörde von einer Reduzierung des Stellenplans in vielen Einrichtungen infolge der Pflegeversicherung – teilweise war von bis zu 10 Prozent die Rede. Um Kosten zu sparen, stellten manche Heime auch verstärkt billigere Pflegehilfskräfte ein, sodass die Pflegeversicherung damit auch zu einer Deprofessionalisierung der Altenpflege beigetragen hat.

Die Pflegeversicherung führte des Weiteren zu einer Veränderung der Bewohnerstruktur. Sowohl durch die (prinzipiell äußerst positiven) finanziellen Anreize für die ambulante Pflege als auch aufgrund der Einführung des Nachweises der „Heimpflegebedürftigkeit" sind die Bewohner bei Einzug in der Regel älter und pflegebedürftiger als früher. Wie zuvor ausgeführt müssen sie jedoch mit tendenziell weniger Personal versorgt werden. Zusammenfassend lässt sich somit festhalten, dass die Pflegeversicherung durch die skizzierten Zusammenhänge sowie die in den folgenden Kapiteln thematisierte Bürokratisierung der Pflege nicht zu einer Verbesserung, sondern zu einer Verschlechterung der Pflegequalität geführt hat.

4.1 Reformbemühungen

Die Regelungen der Pflegeversicherung für den stationären Bereich habenhat sich seit deren Einführung nur unwe-

---

4 Behörde für Arbeit, Gesundheit und Soziales der Stadt Hamburg, Heimbefragung 1998, Ausgabe 2.

sentlich geändert. Neben Vorgaben zum Qualitätsmanagement und der Implementierung der Pflegenoten (siehe Kapitel 7 „Mogelpackung Pflegenoten") ist im stationären Bereich lediglich die Einführung des § 87 b SGB XI im Jahre 2008 zu nennen. Darin ist die Einführung von „zusätzlichen Betreuungskräften" geregelt. Diese sollen zur Verbesserung des psychischen und physischen Wohlbefindens der Bewohner beitragen, indem sie mit diesen beispielsweise Gespräche führen, singen, malen, spielen, Spaziergänge unternehmen oder ihnen vorlesen. Für diese Tätigkeit werden in der Regel arbeitslose Menschen nach einem Orientierungspraktikum von 40 Stunden mit einem Basis- sowie einem Aufbaukurs von insgesamt 160 Unterrichtsstunden und einem zweiwöchigen Praktikum qualifiziert.[5] Die Finanzierung erfolgt außerhalb des Pflegesatzes mittels eines Zuschlages zur Pflegevergütung in Höhe von zunächst 100 Euro, der (bzw. ab 01.01.2015 auf bis zu 124 Euro pro Bewohner erhöht wurde. Die Bewilligung dieser zusätzlichen Betreuungsleistungen durch die Pflegekassen war zunächst daran gebunden, dass die pflegebedürftigen Heimbewohner einen „erheblichen Bedarf an allgemeiner Beaufsichtigung und Betreuung" haben mussten. Seit 01.01.2015 entfällt diese Einschränkung, sodass nun alle Bewohner Anspruch auf die Leistungen haben. Zudem wurde der Stellenschlüssel der zusätzlichen Betreuungskräfte von 1:24 auf 1:20 erhöht.

Bereits ein Jahr nach Einführung dieser Regelung verkündete die Bundesregierung stolz, dass 11.000 zusätzliche

---

[5] Rahmenvereinbarung zur Umsetzung des § 87b SGB XI in Pflegeeinrichtungen in Hessen, Beschluss der AG stationäre Pflege in Hessen vom 19.12.2014.

Betreuungskräfte, die sich auf rund 7.600 Vollzeitstellen verteilen, in den Heimen tätig seien.[6] Die ehemalige Ministerin Ulla Schmidt sprach in diesem Zusammenhang von einem „Erfolgsmodell", das die neue Bundesregierung nun fortsetzen möchte. Nach Aussage von Bundesgesundheitsminister Hermann Gröhe, sollen sich durch die oben genannten Neuregelungen die Anzahl der Betreuungskräfte von derzeit 25.000 auf künftig 45.000 erhöhen.[7] Leider bestehen aber keinerlei Verlautbarungen der Bundesregierung, in welchem Maße Heime seither im Gegenzug Stellen von qualifizierten Betreuungsmitarbeitern, wie Sozialarbeitern und Ergotherapeuten, abgebaut haben. Praktiker berichten geradezu von einem „Kahlschlag".

Um Missverständnisse zu vermeiden: Die Idee, für arbeitslose Menschen Jobs zu schaffen und dabei gleichzeitig die Betreuungssituation in den Heimen zu verbessern, ist grundsätzlich sehr positiv zu bewerten. Es könnte sich tatsächlich um eine „Win-win-Situation" handeln. Dazu müsste jedoch, beispielsweise durch die Heimaufsichtsbehörden, sichergestellt werden, dass es sich tatsächlich um „zusätzliche" Betreuungskräfte handelt, da ansonsten im Betreuungsbereich eine massive Deprofessionalisierung betrieben wird, welche der Qualität der Betreuung in erheblichem Maße abträglich ist.

In der Praxis ist außerdem zu beobachten, dass es sich

---

6 http://www.bmg.bund.de/fileadmin/dateien/Pressemitteilungen/2009/090714_gemeinsame_pm_von_bundesministerin_ulla_schmidt_und_bundesminister_olaf_scholz_zu_zusaetzlichen_betreuungskraeften_in_der_pflege.pdf; besucht am 28.05.2014.

7 http://www.bmg.bund.de/ministerium/presse/interviews/interview-mit-der-bild-vom-2-mai-2014.html; besucht am 28.05.2014.

bei den eingesetzten Kräften des Öfteren um Menschen handelt, die aufgrund ihrer Persönlichkeitsstruktur und eigenen sozialen Problematik für die Betreuungstätigkeiten nur bedingt oder sogar überhaupt nicht geeignet sind.

Vor allem bleibt aber festzuhalten, dass es sich um (gering qualifizierte) Betreuungskräfte und nicht um Pflegekräfte handelt. Das grundlegende Problem der mangelhaften Personalausstattung der Heime bleibt von der Reform also gänzlich unberührt. Der Versuch der Bundesregierung mit „zusätzlichen" Betreuungskräften den Pflegenotstand zu beseitigen, gleicht dem hilflosen Bemühen, einen Flächenbrand mit einem Handfeuerlöscher zu bekämpfen.

4.2 Pflegebedürftigkeit – ein Begriff, der es in sich hat

Schon seit Einführung der Pflegeversicherung stand der rein somatisch an 15 Verrichtungen des täglichen Lebens ausgerichtete Pflegebedürftigkeitsbegriff im Fokus der Kritik. Von früheren Bundesregierungen wurden daher einige kosmetische Maßnahmen vorgenommen, wie zum Beispiel die durch das Pflege-Weiterentwicklungsgesetz im Jahr 2008 erfolgte Einführung einer „Pflegestufe 0" für Menschen, deren Pflegebedarf zwar nicht ausreicht, um in Pflegestufe 1 eingestuft zu werden, denen aber seitens des Medizinischen Dienstes der Krankenversicherung eine „eingeschränkte Alltagskompetenz" attestiert wurde.

Die Notwendigkeit einer grundlegenden Reform der Einstufungskriterien wurde seitens der politisch Verantwortlichen zwar nicht bestritten und sogar immer wieder einmal angekündigt, jedoch bisher nicht umgesetzt. Die Große Koalition scheint aber nun endlich ernst zu machen:

"Der neue Begriff der Pflegebedürftigkeit bezieht neben den bereits seit 1995 begünstigten, vorrangig körperlich Betroffenen auch pflegebedürftige Menschen mit kognitiven Erkrankungen und psychischen Störungen gleichberechtigt mit ein. […] Grundlage für die Einstufung in Pflegegrade und die Gleichbehandlung aller Pflegebedürftigen ist das neue Begutachtungsassessment (NBA). Es ist modular aufgebaut und misst den Grad der Selbstständigkeit in den pflegerelevanten Bereichen des täglichen Lebens. Die bisherige Beschränkung auf nur bestimmte, körperbezogene Verrichtungen entfällt. Auch die Scheingenauigkeit der bisherigen Zeitmessung wird überwunden; die Zeitmessung entfällt ersatzlos."[8]

Das Neue Begutachtungsassessement wird seit Sommer 2014 auf seine Praxistauglichkeit überprüft. Es enthält die sechs einstufungsrelevanten Module:
1. Mobilität
2. Kognitive und kommunikative Fähigkeiten
3. Verhaltensweisen und psychische Problemlagen
4. Selbstversorgung
5. Umgang mit krankheits- und therapiebedingten Anforderungen
6. Gestaltung des Alltagslebens und soziale Kontakte

Es ist beabsichtigt, die bisherigen 3 Pflegestufen bis zum Jahr 2017 durch 5 Pflegegrade zu ersetzen. Menschen, die bereits eine Pflegestufe haben, dürfen aber finanziell nicht

---

[8] Bundesministerium für Gesundheit: Bericht des Expertenbeirats zur konkreten Ausgestaltung des neuen Pflegebedürftigkeitsbegriffs vom 27. Juni 2013, 118 S., S. 8. Download: http://www.bmg.bund.de/fileadmin/dateien/Publikationen/Pflege/Berichte/Bericht_Pflegebegriff_RZ_Ansicht.pdf.

schlechter gestellt werden. Die bisherigen Pflegestufen sollen nach dem folgenden System in die neuen Pflegegrade überführt werden:

„Pflegestufe 0"	=	Pflegegrad 1
Pflegestufe 1	=	Pflegegrad 2
Pflegestufe 1 + Eingeschränkte Alltagskompetenz	=	Pflegegrad 3
Pflegestufe 2	=	Pflegegrad 3
Pflegestufe 2 + Eingeschränkte Alltagskompetenz	=	Pflegegrad 4
Pflegestufe 3	=	Pflegegrad 4
Pflegestufe 3 + Eingeschränkte Alltagskompetenz	=	Pflegegrad 5
Härtefall	=	Pflegegrad 5

Ob die Reform allerdings tatsächlich in dieser Form kommt, ist derzeit noch fraglich, da ihre Finanzierung unsauber berechnet zu sein scheint. Fachleute gehen von einer Finanzierungslücke von einer Milliarde Euro aus. So befürchtet beispielsweise der Chef des AOK-Bundesverbandes Jürgen Graalmann: „Am Ende könnte es für das Kernstück der Pflegereform, die Einführung des neuen Pflegebedürftigkeitsbegriffs, wieder knapp werden".[9]

4.3 Rechtliche Neuerungen

Insgesamt sind die Neudefinition des Pflegebedürftigkeitsbegriffs und die Ausdifferenzierung des Pflegebedarfs sehr zu begrüßen. Die Änderungen entsprechen dem Stand der

---

9 Timot Szent-Ivanyi: Zu wenig Geld für Pflegereform, in: Frankfurter Rundschau vom 4./5. Oktober 2014.

fachlichen Diskussion und werden vielen ambulant betreuten Menschen Vorteile gegenüber der jetzigen Regelung bringen. Dazu gehören auch die Anhebung der Geld- und Sachleistungen ab 1. Januar 2015 sowie Verbesserungen bei der Kurzzeit-, Verhinderungs- und Tagespflege.

Auch in den Altenpflegeheimen sind die Leistungen wie folgt erhöht worden:[10]
- Pflegestufe 1   von 1.023   auf 1.064 Euro
- Pflegestufe 2   von 1.279   auf 1.330 Euro
- Pflegestufe 3   von 1.550   auf 1.612 Euro
- Härtefall   von 1.918   auf 1.995 Euro

Die Durchschnittsrente betrug im Jahr 2013 in Deutschland 855 Euro.[11] Nehmen wir diese zur Grundlage, so stünden einem Heimbewohner in der Stufe 1 im Monat 855 Euro + 1.064 Euro = 1.919 Euro zur Finanzierung seines Heimplatzes zur Verfügung. Bereits im Jahr 2007 betrugen die durchschnittlichen Heimkosten in Deutschland in der Pflegestufe 1 jedoch 2.300 Euro.[12] Auch nach dieser Erhöhung sind für den „durchschnittlichen" Heimbewohner also wie gehabt etwa ein Drittel der Heimkosten durch Sozialhilfeleistungen zu finanzieren. Die Pflegeversicherung hat trotz dieser geringfügigen Erhöhung der Leis-

---

10 Bundesministerium für Gesundheit: Pflegeleistungen nach Einführung des Pflegestärkungsgesetz 1. Download: http://www.bmg.bund.de/fileadmin/dateien/Downloads/P/Pflegestaerkungsgesetze/Pflegeleistungen_nach_Einfuehrung_des_Pflegestaerkungsgesetz_1.pdf.

11 http://www.deutsche-rentenversicherung.de/cae/servlet/contentblob/238644/publicationFile/63798/07_aktuelle_daten_2014.pdf.

12 http://de.statista.com/statistik/daten/studie/73156/umfrage/durchschnittliche-kosten-fuer-einen-pflegefall-pro-monat.

tungen somit nichts von ihrem Charakter als „Teilkaskoversicherung" verloren.

Für die betroffenen Bewohner bedeutet dies, dass sich ihr finanzieller Spielraum weiterhin auf den Barbetrag reduziert. Der Barbetrag muss mindestens 27 Prozent des Eckregelsatzes betragen; dies sind beispielsweise in Hessen monatlich 107,73 Euro. Davon muss der Bewohner alle alltäglichen Ausgaben bestreiten, die nicht in den Pflegesätzen der Heime enthalten sind, wie den Friseur, Fußpflege, Telefongebühren und Reparaturen an Kleidungsstücken. Darüber hinaus sollen kleine persönliche Bedürfnisse damit befriedigt werden, also beispielsweise der Einkauf von Süßigkeiten, Zeitungen, Briefmarken, einer Flasche Bier, Wein oder Zigaretten. Zwar haben nicht alle Bewohner aufgrund ihres stark eingeschränkten Gesundheitszustandes noch Bedürfnisse nach solch kleinen Konsumgütern, doch Bewohner, die sie noch haben, können sie mit dem Barbetrag kaum befriedigen. Die Pflege in einem Heim bedeutet für einen Großteil der Bewohner also immer noch ihre faktische Verarmung, für die beispielsweise eine Flasche Bier nach einem langen Arbeitsleben zu einem beinahe unerschwinglichen Luxusgut werden kann.

Der Stellenwert Pflegebedürftiger in unserer Gesellschaft wird in erschreckender Weise daran sichtbar, dass in jüngster Vergangenheit die verantwortlichen Politiker noch nicht einmal davor zurückgeschreckt sind, bei Barbetragsempfängern auch noch zu sparen: So müssen seit der 2004 erfolgten Abschaffung der pauschalen Befreiungsregelung nach dem SGB V auch Heimbewohner von ihrem Barbetrag Zuzahlungen für Arzneimittel, Fahrtkosten, Heil- und Hilfsmittel etc. bis zur Belastungsgrenze leisten. Im

Jahr 2005 wurde dann der bis dahin bestehende Zusatzbarbetrag, der sich nach der Höhe der vom Bewohner zur Finanzierung der Heimkosten eingebrachten Eigenmittel berechnete, abgeschafft und damit den alten Menschen das zur Verfügung stehende Geld um bis zu einem Drittel gekürzt, um die Sozialhilfekassen um 130 Millionen Euro zu entlasten.[13]

4.4 Pflegeversicherung abschaffen!

Wie zuvor aufgezeigt, bringen geringfügige Erhöhungen der monetären Leistungen, die sich in ihrer Gesamtheit für die Beitragszahler jedoch auf Milliardenbeträge summieren, für kaum einen Heimbewohner eine Verbesserung seiner finanziellen Situation. Durch kosmetische Korrekturen ist die problematische Struktur der Pflegeversicherung nicht zu verändern. Um stationäre Pflege weiterhin finanzieren zu können und zugleich die Lebenssituation der Heimbewohner zu verbessern, sind vielmehr radikale Reformen erforderlich. Dazu wäre es notwendig, die Pflegeversicherung in ihrer jetzigen Form abzuschaffen und beispielsweise zusammen mit der Sozialhilfe in ein „Pflegefinanzierungsgesetz" überzuleiten. Durch die dazu erforderliche Zusammenlegung der bisher bestehenden Verwaltungen der Pflegeversicherung und der Sozialhilfe mit ihrer gesamten Infrastruktur könnten viel Geld im System gespart und Synergieeffekte erzielt werden. Auch für Heime würde dies im wenn auchgeringen Umfang eine Reduzierung des Verwaltungsaufwandes bedeuten, da nun

---

13 Vgl. Michael Graber-Dünow: Modernes Raubrittertum, Kürzung des Barbetrags für HeimbewohnerInnen, in: Dr. med. Mabuse, Nr. 152, November/Dezember 2004, S. 12.

nicht mehr mit drei Kostenträgern (Pflegekasse, Sozialamt und dem Bewohner im Rahmen seines Eigenanteils) abgerechnet werden müsste, sondern nur noch mit einem Kostenträger.

Dabei wäre es sicherlich sozial ausgewogen, wenn die Betroffenen einen Finanzierungsbeitrag mit einem noch näher zu definierenden Prozentsatz ihres Einkommens leisten würden. Ebenso wäre es möglich, dass Pflegeleistungen für die Bewohner kostenlos erbracht werden, aber die Kosten für das Wohnen und die Verpflegung selbst zu tragen sind. Wie immer ein solches Leistungsgesetz im Detail ausgestaltet sein mag, müsste dabei jedoch auf alle Fälle sichergestellt werden, dass den Betroffenen zumindest ein so großer Teil ihres Einkommens verbleibt, um in ausreichendem Maße persönliche Bedürfnisse befriedigen zu können.

Zahlreiche andere Länder zeigen, dass solche Regelungen auch praktisch tragfähig sind. Ein Pflegeversicherungssystem, wie wir es in Deutschland haben, ist im Gegenteil in anderen Industrieländern sogar die Ausnahme. In vielen Staaten, wie beispielsweise in Australien, Schweden, Norwegen, Dänemark, Großbritannien oder Österreich erfolgt die Finanzierung der Pflege über Steuern. In den Niederlanden und der Schweiz ist die Pflege ein Teil des Leistungskatalogs der Krankenversicherung.[14] Dies resultiert aus der Logik, dass Pflegebedürftigkeit letztlich immer eine (chronifizierte) Krankheit zugrunde liegt. Die Unter-

---

14 Frank Wild: Die Pflegefinanzierung und die Pflegeausgaben im internationalen Vergleich, WIP-Diskussionspapier 2/10, S. 14, zit. n.: http://www.wip-pkv.de/uploads/tx_nppresscenter/Pflegeausgaben_im_internationalen_Vergleich.pdf; besucht am 04.09.2014.

scheidung zwischen Krankheits- und Pflegefall, wie sie das deutsche Gesundheitswesen vornimmt, ist hingegen eine willkürliche.

Da die Pflegeversicherung, zumindest in ihrem stationären Teil, gescheitert ist und wegen ihrer grundlegenden Widersprüche auch nicht reformfähig erscheint, ist die Bundesregierung aufgefordert, Alternativen zu entwickeln, die nicht nur das Lebensrisiko der Pflegebedürftigkeit tatsächlich abdecken, sondern auch die Rahmenbedingungen der Pflege verbessern, um eine menschenwürdige Versorgung pflegebedürftiger Menschen auch langfristig sicherzustellen.

ZWISCHENRUF – *Claus Fussek*

Lieber Michael,

es sind nicht die Pflegeheime, sondern die schlechten Pflegeheime, die – zu Recht – am öffentlichen Pranger stehen! Eigentlich ist ja alles schon gesagt und geschrieben ...

Es ist doch (fast) alles in Ordnung? Monatlich erscheinen zahlreiche Hochglanz-Pflegezeitschriften, Newsletter, Veröffentlichungen im Internet, unzählige (teure) Fachbücher, hunderte Seiten Expertenstandards ... eine unüberschaubare (unlesbare) Flut an Publikationen über positive, vorbildliche Beispiele, „Leuchttürme" ... eine traumhafte Pflegelandschaft (Scheinwelt?) und zwischendurch stören nur ein paar Pflegeskandale, wenige Protestaktionen von kritischen Pflegekräften und die bekannten „Protest-Textbausteine" von Standesfunktionären, die aber von diesen selber schnell wieder relativiert und verharmlost werden („... sind nur ein paar wenige schwarze Schafe, bedauerliche Einzelfälle")!

Wir haben doch längst keine Erkenntnis-, sondern Umsetzungsprobleme! Wie lange wollen wir diese absurde, bizarre, aber auch beschämende, würdelose Diskussion noch führen?

Es geht uns doch früher oder später alle auch persönlich an, betrifft unsere eigenen Angehörigen und Familien!

Ich befürchte, wir haben uns daran gewöhnt: Seit Jahrzehnten „wird es immer schlimmer", ist es „fünf vor zwölf!" ... Pflegenotstand, Zeitdruck, Überlastung, Überforderung, zu wenig Geld, Skandale, Pflegemissstände, Minutenpflege, gefährliche Pflege ... Aktionen, wie „Pflege am Boden", unzählige Unterschriftensammlungen und „Bündnisse für bessere Pflege" und so weiter. Besonders bizarr: Es gibt doch keinen Menschen, keinen Politiker, keine Vertreter der Kostenträger (haben selber Eltern!) der/die für schlechte Pflege oder gegen eine Verbesserung der Pflege sind! (... vielleicht ein paar Erben.)

Im Sommer 1998 schon schrieb mir eine engagierte, kompetente, selbstbewusste, aber inzwischen resignierte und desillusionierte Altenpflegerin: „Lieber Claus (...) Ich hinterfrage diese ausweglose, defizitäre Altenhilfesituation, das Schweigen der Wissenden, die starren gesellschaftlichen Widerstände, das Mauern der Politiker, das Desinteresse. Es macht mich sehr mürbe! Wie ein bleierner Fluch liegt die Situation schicksalshaft über dem Leben der Pflegebedürftigen. Werden wir die Kraft, Möglichkeit und Fähigkeit haben, an diesem Schicksalsrad zu drehen, etwas Grundlegendes zu verändern? Neben dem Wunsch zur Verbesserung wächst in mir die Ohnmacht, fühle ich mich zu schwach, mich auf Dauer aufzubäumen. Ich denke, es ist unrealistisch, sich zu wehren, will mir den Kopf nicht gegen diese Mauer einrennen! Manchmal fühle ich mich jetzt schon ausgelaugt und leer, nachdem ich mir so viel von der Seele geredet und geschrieben habe und vor Ort eine ‚Entwicklung zum Mittelalter' vor sich geht. Müdigkeit und Resignation sind tatsächlich aufgekeimt, haben sich ausgebreitet!"

In den vergangenen Jahren habe ich viele tausend ähnliche Hilferufe, Briefe, Mails, Anrufe von verzweifelten, vollkommen resignierten, ausgebrannten und zum Teil schon traumatisierten Pflegekräften erhalten. Selbst Schüler in der Ausbildung und Lehrkräfte melden sich bei mir und schildern unerträgliche und verantwortungslose, ausbeuterische Ausbildungsbedingungen. Und besonders absurd und grotesk: Sie (die „Nestbeschmutzer") sprechen nur die allen bekannten unbequemen, unangenehmen Wahrheiten, Rahmenbedingungen, Arbeitsbedingungen aus … und bitten in der Regel um Anonymität. Sie haben mehr Angst vor ihren eigenen Kollegen als vor dem Staatsanwalt! Ein gespenstisches, unerträgliches Klima der Angst und des Schweigens! Ich bin immer wieder fassungslos, dass so viele Menschen, die eigentlich „in der Pflege" Verantwortung übernommen haben, Bescheid wissen, mitmachen, schweigen und in diesem System zum Teil sehr viel Geld verdienen.

Wenn Missstände öffentlich werden, erfolgt in der Regel ein bekannter Reflex: Schlimme Verletzungen elementarer Grund- und Menschenrechte werden geleugnet und verharmlost! Ohne den Wahrheitsgehalt dieser Meldungen zu überprüfen wird zynisch von „ein paar wenigen schwarzen Schafen, bedauerlichen Einzelfällen" gesprochen. „Die Medien skandalisieren und stellen pauschal einen ganzen Berufsstand an den Pranger und unter Generalverdacht!"

Denn gleichzeitig haben wir das bestzertifizierteste Pflegesystem aller Zeiten, die Pflegebranche boomt, unzählige, teure Pflegekongresse, Pflege-Charta, Qualitätsmanagement und -beauftragte in allen Heimen, zahlreiche Expertenstandards, nicht zu vergessen: Bestnoten bei den MDK-Prüfungen! Zum Beispiel in Baden Württemberg: Landesdurchschnitt 1.0 und die Zufriedenheit der Bewohner liegt bei 100 Prozent ... das sind nordkoreanische Verhältnisse! Wir alle wissen um die Absurdität dieser Benotungen. Wir alle wissen, wie diese Supernoten zustande kommen. Wir wissen auch alle, wer sich diesen „Schwachsinn" ausgedacht hat ... wer daran verdient!

Niemand braucht diese Noten! Kaum ein Angehöriger interessiert sich bei der Suche nach einem „guten Heim" für sie. Aber trotzdem machen alle mit und hängen sich die Note in die Eingangshalle, beziehungsweise werben damit im Internet! Logische Konsequenz sollte sein: Geld sparen und diesen Wahnsinn ersatzlos abschaffen – nicht aussetzen! Dann stehen wieder einige tausend (gut geschulte und weitergebildete) MDK-Pflegekräfte zur Verfügung, die vor Ort in den Pflegeheimen so dringend benötigt werden.

Die Kirchen und Wohlfahrtsverbände sind die mächtigsten Arbeitgeber in Deutschland. In deren Vorständen und Aufsichtsräten sitzen Politiker aller Parteien und auch diese sind nicht etwa gegen eine bessere Bezahlung von kompetenten, engagierten Pflegekräften! Wenn sich dann Kommunal-Landes-Bundespolitiker aller Parteien in Begleitung der Heimfunktionäre und Lokalpresse (angemeldet!) vor Ort von den ständig beklagten schwierigen Lebens- und Arbeitsbedingungen überzeugen wollen, dann ist plötzlich alles in Ordnung, Supernoten. Alle sind stolz und zufrieden („95 bis 100 Prozent Bewohnerzufriedenheit"!). Eine absurde Strategie! Pflegenoten 1.0 und 100 Prozent Bewohnerzufriedenheit sind schwer zu verbessern ... Im Fußball nennt man so etwas ein klassisches Eigentor!

Beim „Tag der Pflege" in Nürnberg (2015) erklärte der Nürnberger Caritas-Vertreter „im Namen von 11.000 Beschäftigten in Mittelfranken", dass „die Pflegekräfte zu 99 Prozent Arbeit von hoher Qualität leisten und darauf auch stolz sein können!" Demnach können die Probleme in der Pflege nicht so dramatisch sein. Mein verstorbener Freund Dieter Hildebrand hatte eine treffende Erklärung für dieses absurde Pflegesystem: „Wer überall die Finger drin hat, der kann keine Faust mehr ballen!"

Die Selbstverwaltung von Heim- und Kostenträgern hat versagt!

In Deutschland wird doch niemand gezwungen, ein Pflegeheim zu betreiben! Für den Pflegeschlüssel ist nicht der Bund, der Gesetzgeber, sondern die Pflegeselbstverwaltung in den Bundesländern zuständig! „Die Politik", „der Gesetzgeber" hat laut SGB XI § 12 die Aufgaben und die Verantwortung für die Sicherstellung der pflegerischen Versorgung den Pflegekassen übertragen. Die genannten Verbände tragen die Verantwortung für eine menschenwürdige Pflege. In Deutschland gibt es nicht nur 16 verschiedene Pflegeschlüssel, 16 verschiedene Heimgesetze sondern auch etwa 16 verschiedene Brandschutzbestimmungen! („Wer hat sich denn das alle ausgedacht? Das ist doch Realsatire!" – Dieter Hildebrandt)

Es gibt aber auch vorbildliche, verantwortungsbewusste Heimleitungen, die sich von Feindbildern verabschieden, ehrlich und selbstkritisch alte Positionen hinterfragen: „Die gebetsmühlenartigen Wiederholungen der falschen Aussage, dass es in Deutschland nicht möglich sei, gute fürsorgliche Pflege mit dem vorhandenen Geld im System zu leisten, verletzt all jene Menschen, die in der täglichen Arbeit mit Senioren das Gegenteil beweisen", sagt Anke

Franke aus Lindau am Bodensee, die dort mit dem Altenheim Maria-Martha-Stift eine Art Modellbetrieb führt. Die Mitarbeiterinnen und Mitarbeiter in diesem Heim belegen jedes Jahr aufs Neue, „dass mit den vorhandenen Mitteln durchaus menschenwürdige Pflege möglich ist, man dabei trotz des schlechten Images der Branche als prämierter Arbeitgeber wahrgenommen werden und dabei auch noch Gewinne erwirtschaften kann!"

Ein erfahrener, „noch nicht ganz resignierter Heimleiter" eines Caritas-Heimes hat mir eine Mail geschrieben: „Bisher waren Sie für mich eine Reizfigur, über die ich mich sehr oft sehr geärgert habe (…) Nach dem Pflegestammtisch am Mittwoch, will ich zumindest zugeben, dass bei mir ein kleiner Umdenkungsprozess stattgefunden hat. Vielleicht braucht es Personen wie Sie, die die Öffentlichkeit aufrütteln und auf Missstände hinweisen." In einer weiteren Mail wurde er noch deutlicher: „Sie haben recht! – Wir müssen mehr kämpfen und als GUTE Einrichtungen diese Missstände anprangern und UNS dies nicht gefallen lassen. Wir werden dadurch alle in Misskredit gebracht. Vielen Dank Herr Fussek, oder ich sag jetzt einfach Claus (wenn's recht ist)." Die meisten Heimleitungen erklären „unter der Hand", „im Vertrauen", „unter uns", „wenn wir ehrlich wären": „Wir kennen doch alle auch die vielen schlechten Heime, von denen uns Mitarbeiter und Auszubildende bei Bewerbungsgesprächen berichten!" Alle Lehrkräfte und Schulleitungen kennen die zahlreichen Pflegeheime, in denen die Schüler bereits in der Ausbildung „verheizt" werden.

Niemand ist für schlechte Pflege … niemand gegen eine Verbesserung der Pflege!

Es geht vielmehr um Ehrlichkeit, (Eigen-)Verantwortung, (Selbst-)Kritik, Transparenz, Kommunikation, Emotionen, Fairness, Zivilcourage und Solidarität in der Pflege! Vor allem um Solidarität: Würden sich alle Pflegekräfte in der häuslichen Pflege, in den Krankenhäusern und Pflegeheimen mit den Angehörigen und Ärzten solidarisieren, sich verbünden, gemeinsam Verantwortung übernehmen, dann könnte es solche Missstände in diesem Ausmaß nicht geben! Sie hätten gemeinsam eine Macht … und wären mächtiger als alle Piloten und Lokomotivführer in Deutschland zusammen!

Warum pflegen „wir" in der Pflege ständig „unsere" Feindbilder? Warum solidarisieren sich die Pflegekräfte in den Einrichtungen nicht mit ihren Berufskollegen vom MDK? Sie sind Partner und nicht Gegner! Eigentlich haben sie doch alle ein gemeinsames Anliegen: eine würdevolle, menschenwürdige Versorgung von alten, behinderten, kranken, wehrlosen, ausgelieferten, besonders schutzbedürftigen und sterbenden Menschen.

Pflegekräfte schreiben mir immer wieder: „Fällt es denn wirklich nicht auf, dass die geleisteten und dokumentierten Tätigkeiten gar nicht geleistet werden konnten? Die Mitarbeiter des MDK und der Heimaufsicht müssen sich doch nur die aktuellen Dienstpläne ansehen und dann noch die Schichtbesetzung und Belegung des Wohnbereiches untersuchen!"

Bereits 1997 (!) hat eine Mitarbeiterin des MDK bei einer angemeldeten Kontrolle in ihrem Bericht festgehalten: „Eine wünschenswerte und auf Dauer zufriedenstellende Versorgung der pflegebedürftigen kann nicht mit minimaler personeller Besetzung durchgeführt werden. Dies gilt jedoch nicht speziell für diese Einrichtung, sondern zeigt sich in allen bisher besuchten Pflegeheimen!"

Die Aufforderung von Frau Dr. Randzio, die stellvertretende Geschäftsführerin des MDK in Bayern, bei zahlreichen Veranstaltungen an die Adresse der Pflegekräfte: „Warum dokumentieren Sie nicht ehrlich nur das, was Sie tatsächlich leisten können? Dann hätten wir endlich die strukturellen Defizite in der Pflege schwarz auf weiß!"

Warum werden Vertreter der Kostenträger und Politik nicht ehrlich mit den doch allen bekannten und kritisierten Lebens- und Arbeitsbedingungen konfrontiert? (Stichwort Selbsterfahrung!) Selbstverständlich sollen sie auch mit den zahlreichen sogenannten positiven, vorbildlichen Einrichtungen konfrontiert werden! Was machen „die" anders?

Warum werden denn die Mitarbeiter nicht einfach besser bezahlt, ordentlich nach Tarif? Das kann doch kein Problem sein ... ALLE sind dafür – ALLE sind sich einig!

Warum dürfen Pflegekräfte in kirchlichen Einrichtungen nicht streiken?

Wie kann es sein, dass engagierte, selbstbewusste und kritische Pflegekräfte immer noch Angst haben müssen, gegebenenfalls sogar mit arbeitsrechtlichen Konsequenzen rechnen müssen, wenn sie sich für menschenwürdige Lebens- und Arbeitsbedingungen einsetzen?

Eigentlich eine groteske Diskussion: Vor wem müssen kompetente Pflegekräfte eigentlich Angst haben? Sie haben einen gefragten, krisensicheren Beruf, werden überall händeringend gesucht – in Großstädten werden „Kopfprämien" bezahlt – sie können sich ihren Arbeitgeber aussuchen!

Warum wird niemand zur Verantwortung gezogen, wenn schon Auszubildende in zahlreichen Pflegeheimen und Krankenhäusern „verheizt und ausgebeutet" werden? Supervision, Begleitung und Praxisanleitungen für Schüler sind in Heimen unbekannt! Heimfunktionäre, die ständig teure Imagekampagnen organisieren, sich darüber beklagen, dass sich immer weniger Menschen für diesen wichtigen Beruf entscheiden, sind gleichzeitig dafür verantwortlich, dass viele interessierte junge Menschen bereits wegen Überforderung in der Ausbildung „das Handtuch werfen!"

Warum spalten wir nicht endlich die Pflegebranche? Warum soll es nicht möglich sein, dass zum Beispiel Einrichtungen in christlicher Trägerschaft in diesem Pflegemarkt sich mit einem „Wettbewerbsvorteil" profilieren? In allen unseren Pflegeheimen garantieren wir den uns anvertrauten pflegebedürftigen Menschen und deren Angehörigen: Hospizkultur, palliative, geriatrische Pflege und ärztliche Versorgung! In vielen Leitbildern (oder sollten wir ehrlicher Weise von LeiDbildern sprechen?) wird Heimbewohnern doch schon längst versprochen: „liebevolle, zärtliche und geduldige Begleitung, bei Kranken bestmögliche Pflege, palliative Medizin und Seelsorge – und das Schenken von Zeit und Nähe" (aus einem Heimprospekt).

Lieber Michael, ich wünsche diesem wichtigen, mutigen Buch sehr viele interessierte, aufgeschlossene, (selbst-)kritische Leser ... auch außerhalb der Pflegeszene! Deine jahrelangen, persönlichen Erfahrungen und Eindrücke als Heimleiter, Deine (selbst-)kritischen Gedanken, Überlegungen werden hoffentlich auch viele Deiner Kollegen zum Nachdenken und Handeln bringen. Nach der Lektüre dieses Buches habe ich wieder etwas Mut bekommen … es lohnt sich weiter zu kämpfen, es gibt Bündnispartner, Mitstreiter, die bereit sind, sich für menschenwürdige Lebens- und Arbeitsbedingungen zu engagieren! („… und wenn es nur die Würde des Widerstandes wäre.")

Dein langjähriger Freund und Mitstreiter Claus

PS: Dieses Buch sollte auch eine Pflichtlektüre für alle Verantwortlichen in der Politik, aber auch für Heimfunktionäre sein, die in der Regel noch nie ein Pflegeheim von innen, den Pflegealltag unangemeldet über einen längeren Zeitraum hinweg erlebt haben.

An dieser Stelle noch ein konkreter (ernst gemeinter!) Vorschlag: Bei der nächsten Sitzung in der Landes- und Bundespolitik (z. B. Pflegereform oder „Sterbehilfe") dürfen alle Abgeordneten für die Dauer der Sitzung nicht zur Toilette gehen und werden mit einer (saugfähigen) Windel versorgt! („Wer es nicht selbst erlebt hat, kann es nicht nachvollziehen!" oder „Was du nicht willst was man dir tu, das füg auch keinem anderen zu!")

5 Was ist Qualität?

Die seit Anfang der 1990er Jahre in der stationären Altenhilfe zunehmend geführte Qualitätsdiskussion brachte neben neuen Inhalten auch eine neue Terminologie in die Heime: Die Pflege wurde nun als Dienstleistung verstanden und aus den Bewohnern wurden Kunden, die akquiriert werden mussten. Auch Fund-Raising hielt bei Profit- und Non-Profit-Organisationen Einzug und „der gute, alte Kummerkasten wurde zum strategischen Element im Beschwerdemanagement", wie einmal ein Kollege ironisch formulierte. Überhaupt erlebte vor allem der Begriff des Managements einen geradezu inflationären Gebrauch: Neben Beschwerdemanagement gab es von nun an außerdem Wundmanagement, Schmerzmanagement, Sturzmanagement, Kontinenzmanagement, Ernährungsmanagement, Überleitungsmanagement, Personalmanagement, Risikomanagement ... und natürlich Qualitätsmanagement. Die Pflegedienstleitung wurde zum Pflegemanager, der Sozialarbeiter zum Case Manager und der Haustechniker zum Facility Manager. Es gab damit aber nicht nur viel „alten Wein in neuen Schläuchen", sondern im Pflegeheimbereich dienten die Anglizismen vor allem als Euphemismen, die zur Verschleierung der Probleme beitragen sollten.

5.1 Der Kunde ist König?

Die Bewohner nun als Kunden zu verstehen enthielt einen wichtigen Paradigmenwechsel: Schließlich sagt schon der Volksmund: „Der Kunde ist König". Aber bedeutete dies, dass der Bewohner wirklich die bestmögliche Pflege erhalten sollte oder nur die seinem Geldbeutel angemessene? Schließlich kann ich auch nicht die Motorleistung und den Komfort einer Luxuslimousine erwarten, wenn ich mir nur einen Kleinwagen leisten kann. Es ist wohl kein Zufall, dass diese Art der Qualitätsdiskussion in engem zeitlichen Zusammenhang mit der Schaffung des Pflegemarktes stand. Noble Residenzen für wohlhabende Menschen gab es schon immer. Doch nun setzte die Diskussion über eine weitere monetär gesteuerte Differenzierung der Angebote ein, bei denen die Leistungen der Einrichtungen von den finanziellen Möglichkeiten der Bewohner abhängen sollten. Sämtliche über eine Grundversorgung hinausgehenden Leistungen müssten in diesen Zukunftsszenarien – die zum Glück bis heute nicht Realität geworden sind, aber immer noch in den Köpfen mancher Sozialpolitiker spuken – die Bewohner selbst finanzieren. Wer dazu nicht in der Lage ist, muss sich mit der in den damaligen Diskussionen sarkastisch als „MacPflege" bezeichneten einfachsten Grundversorgung zufrieden geben.[1] Ein Bewohner, der beispielsweise die Teilnahme an der Gruppengymnastik oder den Konzertbesuch am Nachmittag nicht extra bezahlen kann, darf eben nicht an den Veranstaltungen teilnehmen – so einfach ist das in den Augen der Marktbefürworter.

Außerdem negiert die Übertragung des Kundenbildes auf die Pflege die Tatsache, dass ein Heimbewohner nie ein „richtiger Kunde" sein wird. Wenn ich mich zum Beispiel

---

[1] Michael Graber-Dünow: Zukunft der Pflegeheime, Zwischen Finanzierungsproblematik und Bedürfnisorientierung, in: Dr. med. Mabuse, Heft 155, Mai/Juni 2005, S. 21.

darüber ärgere, dass ich bei meinem Bäcker eine lange Zeit im Verkaufsraum warten muss, während sich die Bedienungen im Hinterzimmer über private Erlebnisse austauschen, kann ich das Geschäft auf der Stelle verlassen und künftig in einem anderen einkaufen. Gleiches gilt, wenn mir die Brötchen nicht schmecken, die Verkäufer unfreundlich sind oder Hygienestandards nicht einhalten. Aber kann ein Bewohner auch so einfach das Heim wechseln? Rein formalrechtlich ist dies zwar möglich, doch wie sieht die Praxis aus? Der Bewohner wird die Auswahl eines neuen Heimes mit allem damit in Zusammenhang stehendem Regelungsbedarf aufgrund seines eingeschränkten Gesundheitszustandes normalerweise nicht eigenständig bewältigen können. Doch selbst wenn Angehörige oder sein gesetzlicher Betreuer einen Heimumzug für ihn organisieren würden, wäre der Bewohner gezwungen, sein gesamtes Leben neu auszurichten: Er müsste die Strapazen eines Umzugs verkraften und die Belastungen der Eingewöhnungsphase in eine ihm völlig fremde Einrichtung erneut durchleben, ohne die Garantie, dass deren Leistungen letztlich seinen Bedürfnissen mehr entsprechen würden. Dies ist ein Schritt, der ob seiner Tragweite in der Praxis nur äußerst selten vorkommt.

Gleiches gilt im Übrigen für das in § 10 des Wohn- und Betreuungsvertragsgesetzes festgeschriebene Recht des Bewohners bei nicht unerheblichen Mängeln bei der Leistungserbringung durch die Einrichtung das vereinbarte Heimentgelt bis zu 6 Monate rückwirkend zu kürzen. Auch dies ist eine weitgehend theoretische Option ohne Praxisrelevanz, da Bewohner in Ruhe leben und möglichst keinen Ärger mit dem Heim haben möchten – auch weil sie offene oder versteckte Repressalien befürchten.

Aber abgesehen von den skizzierten praktischen Umsetzungsproblemen: Ist es überhaupt etwas Erstrebenswertes für den Rest seines Leben auf die Kundenrolle reduziert zu werden? Ein Heim ist kein Autohaus und keine Bäckerei, es sollte auch kein Hotel sein, sondern der Lebensort pflegebedürftiger Menschen, in dem es nicht nur darum geht, ihnen Dienstleistungen zu verkaufen, sondern in dem sie sich zu Hause fühlen sollen. Ein Heimbewohner sollte meines Erachtens daher mehr sein als nur ein Kunde.

5.2 Bürokratische Instrumente

Das Pflegeversicherungsgesetz griff die damalige Qualitätsdiskussion auf und verpflichtete die Einrichtungen in § 80 SGB XI (alte Fassung), sich an Maßnahmen der Qualitätssicherung zu beteiligen. Diese Regelung wurde mit dem 2002 in Kraft getretenen Pflege-Qualitätssicherungsgesetz präzisiert und erweitert.[2] Da Pflegequalität, wie es in der damaligen Gesetzesbegründung hieß, nicht dauerhaft „von außen in die über 8.500 Pflegeheime und fast 13.000 Sozialstationen und Pflegedienste im Land ‚hinein kontrolliert' werden" kann, wurde diesen die Entwicklung eines einrichtungsinternen Qualitätsmanagements auferlegt. Qualitätsmanagement wurde dabei definiert als „eine Art Gesamtstrategie [...] die – auf die Mitwirkung aller Mitarbeiter gestützt – die Qualität der Pflege in allen ihren Ausprägungen in den Mittelpunkt ihrer Bemühungen stellt und kontinuierlich bestrebt ist, diese zu verbessern und die

---

[2] Vgl. dazu Michael Graber-Dünow: Qualität durch Bürokratie?, Pflegequalität in Altenpflegeheimen, in: Dr. med. Mabuse, Nr. 154, März/April 2005, S. 26ff.

Bedürfnisse der Pflegebedürftigen, der Mitarbeiter und der Angehörigen zu berücksichtigen".

Die Problematik bestand allerdings darin, dass die zusätzlichen Aufgaben mit einer – im Vergleich zu der Zeit vor der Einführung der Pflegeversicherung – tendenziell schlechteren personellen Ausstattung umzusetzen waren. Die Implementierung eines internen Qualitätsmanagementsystems bindet in den Einrichtungen aber erhebliche finanzielle und personelle Ressourcen. Konkret bedeutet dies, dass die Pflegenden zusätzliche Aufgaben im Rahmen der Qualitätssicherung übernehmen müssen bzw. in manchen Heimen sogar Planstellen im Pflegebereich abgebaut wurden, um dafür relativ gut dotierte Stellen im Qualitätsmanagement zu schaffen. Vor diesem Hintergrund hatte diese Entwicklung sogar negative Auswirkungen auf die Pflegequalität.

Es entspricht dem Grundsatz der Freiheit der Träger, dass die Art und Weise des Qualitätsmanagements diesen überlassen bleibt. Leider beziehen sich viele der gängigen Systeme und Instrumente des Qualitätsmanagements aber lediglich auf Abläufe, Formalismen und administrative Handlungen, sodass sie wenig geeignet sind, Pflege- und Betreuungsqualität tatsächlich zu sichern und weiterzuentwickeln. Die Ergebnisqualität der Pflege, Betreuung und Versorgung (im Sinne der vom Heim beeinflussbaren Determinanten der Lebensqualität der Bewohner) bleiben von diesen Verfahren oft gänzlich unberührt. Dies beruht auf dem administrativ-technischen Verständnis der meisten Instrumente, die vielfach entwickelt wurden, um industrielle Produktionsabläufe zu optimieren. Eine Übertragung von Industrienormen auf eine von einem ganzheitlichen

Menschenbild geleitete Pflege alter Menschen kann dieser aber in keiner Weise gerecht werden. Auch ein Qualitätssiegel oder ein Zertifikat sagt daher per se nichts über die tatsächliche Pflege- und Betreuungsqualität aus, sondern dient den Einrichtungen bestenfalls als teuer bezahltes Marketinginstrument.

Bis zum Beginn der Qualitätsdiskussionen hatte der Begriff „Qualität" in der Altenhilfe nur selten Verwendung gefunden. Wenn er aber gebraucht wurde, verstand man ihn analog der Umgangssprache als etwas Positives. In Anlehnung an die industrielle Fertigung wurde er nun aber neutral definiert: „Qualität" bezeichnet danach nur noch die Gesamtheit von Eigenschaften und Merkmalen eines Produktes oder einer Dienstleistung im Hinblick auf die Erfüllung festgelegter Erfordernisse, wobei diese Erfordernisse willkürlich definiert werden konnten. Aufgrund des neutralen Qualitätsbegriffs können somit theoretisch auch „Schwimmflügel aus Beton" ein Qualitätssiegel erhalten, wie ein Spötter einmal bemerkte. Oder anders ausgedrückt: Auch die schlechteste Einrichtung kann vor diesem Hintergrund zertifiziert werden. Da der Begriff „Qualität" im allgemeinen Sprachgebrauch aber weiterhin positiv besetzt ist, wird damit versucht, Außenstehenden zu suggerieren, dass es sich bei dieser (in Hinblick auf die Befriedigung der Bedürfnisse seiner Bewohner vielleicht sogar sehr schlechten) Einrichtung um ein „gutes Heim" handeln würde.

Mit dieser Entwicklung tat sich zugleich ein neuer Markt für Beratungsfirmen auf, die wie die Pilze aus dem Boden schossen. Wer in der Branche als fortschrittlich gelten wollte, ließ seine Einrichtung für viel Geld und mit einem enormen Zeitaufwand zertifizieren. Dass auch dies nur zu Lasten der Mitarbeiter und damit letztlich der Bewohner möglich war, liegt auf der Hand.

Zum Glück zeigt die Praxis jedoch, dass sich Heimplatzinteressenten selten dafür interessieren, ob die Einrichtung über ein Zertifikat verfügt. Beispielhaft dafür steht die folgende Aussage eines Angehörigen über die Auswahl des Heimes, in den seine Mutter gezogen ist: „Ich habe weder nach Pflegenoten noch nach Zertifikaten gesucht. Sie wären für mich auch kein Kriterium gewesen. Ich bin Handwerker, ich weiß aus Erfahrung, was so ein Stempel sein kann und nicht sein muss. Für mich spielt das Zwischenmenschliche die Hauptrolle. Ich habe mir deshalb einen persönlichen Eindruck verschafft und mir ein Heim in Wetzlar und zwei in Frankfurt angeschaut. Ich bin einfach rein, bin von oben bis unten durchgegangen und habe mich im Büro des Heimleiters gemeldet […] Ich habe danach geschaut: Wie sehen die Bewohner aus, wenn sie in den Speisesaal kommen? Wie ist ihr Gesichtsausdruck? Und wie gehen die Pflegenden mit den Bewohnern um? In welchem Ton reden sie mit ihnen?"[3]

> **Realsatire:**
> **Von Dienstleistungsabenden und Kundenparkplätzen**
> Die folgende Geschichte hat sich Mitte der 1990er Jahre in einer westdeutschen Großstadt zugetragen:
> Aufgrund von enormen Auslastungsprobleme engagierte der Träger eines Heimes eine Organisationsberatungsfirma, um in der Einrichtung das gerade in der Fachdiskussion befindliche Qualitätsmanagement zu implementieren. Das Haus

---

[3] „Momentaufnahme", Ein Gespräch über Lebensqualität in Altenpflegeheimen, in: Dr. med. Mabuse 194, November/Dezember 2011, S. 28f.

verfügte damals noch über Dreibettzimmer, in denen sich lediglich Handwaschbecken befanden; Toiletten und Bäder waren nur über den Flur zu erreichen. Die Räume wiesen zudem einen sehr hohen Renovierungsbedarf auf: Teilweise bröckelte in den Zimmern sogar der Putz von den Wänden. Die Gründe für die Leerstände lagen also eigentlich auf der Hand, denn obgleich das Haus aus früheren Zeiten einen guten Ruf besaß, wollte kaum ein Angehöriger seinem pflegebedürftigen Verwandten solche Räumlichkeiten zumuten.

Um wieder eine Vollbelegung der erreichen, empfahl die Beraterfirma (für einen hohen fünfstelligen Betrag) jedoch nicht etwa eine Sanierung des Gebäudes, sondern drei Maßnahmen:

1. Bei Gesprächen mit Heimplatzinteressenten sollte diesen nun eine Tasse Kaffee angeboten werden.

2. In der „Heimaufnahmeabteilung" wurde ein Dienstleistungsabend eingeführt, während dem das Büro bis 21.00 Uhr geöffnet war, um auch berufstätigen Angehörigen nach deren Feierabend ein Beratungsangebot machen zu können. (Während der zwei Jahre, in denen der Dienstleistungsabend bestand, wurde er allerdings keine einziges Mal in Anspruch genommen.)

3. Für die Heimplatzinteressenten wurden auf dem in der Regel völlig überfüllten Parkplatz des Heimes drei „Kundenparkplätze" ausgewiesen. (Kam es zu einem Heimeinzug durften die Angehörigen des neuen Heimbewohners die Kundenparkplätze dann allerdings nicht mehr weiter benutzen, da sie einzig für die Angehörigen von Heimplatzinteressenten vorbehalten waren. Der alte Mensch galt also nur so lange als „Kunde", wie man noch um seine Unterschrift unter den Heimvertrag buhlte. Danach mutierte er offensichtlich zum Insassen.)

5.3 Positive Auswirkungen der Qualitätsdiskussion

Trotz dieser prinzipiellen Kritik an der Qualitätsdiskussion ist jedoch andererseits festzuhalten, dass sie nicht nur negative Auswirkungen hatte. Auch wenn die Implementierung vieler Qualitätsmanagementsysteme die ursprüngliche Intention mitunter karikierte, zum Teil sogar ins Gegenteil verkehrte, war allein schon die Frage, was Qualität in der Altenpflege denn eigentlich ist und auf welche Weise diese im positiven Sinne für die Bewohner weiterentwickelt werden kann, von großer Bedeutung und konnte einrichtungsintern durchaus zu Verbesserungen in der Pflege, Betreuung und Versorgung der alten Menschen führen.

Jenseits des Mainstreams brachte die Qualitätsdiskussion nämlich auch hoch interessante Impulse, wie etwa das englische System „Homes are for living in".[4] Dieses bezieht sich auf die sechs Grundwerte Wahlfreiheit, Rechtssicherheit, Selbstverwirklichung, Unabhängigkeit, Privatheit und Würde. Sie werden „als Begriffe einer übergreifenden Lebensqualität verstanden, die ein Bewohner eines Pflegeheims zu erwarten habe." Zur Operationalisierung werden die Grundwerte auf den Heimalltag heruntergebrochen. So wird beispielsweise das Prinzip Wahlfreiheit als „die Möglichkeit, unbeeinflusst aus einer Reihe von Möglichkeiten wählen zu können" definiert. Daran schließt sich ein Fragenkatalog an, in dem es zum Beispiel heißt:
- Kann der einzelne Bewohner mitbestimmen, wer ihn wäscht?
- Kann er wählen, was er anzieht?

---

4 Roland Harris/Thomas Klie/Egbert Ramin (1995): Heime zum Leben, Wege zur bewohnerorientierten Qualitätsentwicklung, Hannover.

- Welche Auswahlmöglichkeiten haben die Bewohner hinsichtlich dessen, was sie essen möchten? ...

Das System stammt von den englischen Heimaufsichtsbehörden und ist somit eigentlich ein externes Instrument der Qualitätssicherung. Es lässt sich jedoch – entsprechend angepasst sowie von Bewohner- und Angehörigenbefragungen flankiert – auch sehr gut als internes Instrument gebrauchen. Dies setzt freilich eine ebenso ehrliche wie selbstkritische Reflexion des eigenen beruflichen Handelns voraus. Dafür gibt es dann zwar kein vorzeigbares Zertifikat, aber die Möglichkeit der inhaltlichen Weiterentwicklung der Arbeit.[5]

5.4 Im Dokumentationswahn

Der angeblichen Notwendigkeit einer ausführlichen und lückenlosen Pflegedokumentation kam in der gesamten Entwicklung eine immer größere Bedeutung zu. Erste Anfänge der Pflegedokumentation lassen sich bis in die 1950er Jahre in die USA zurückverfolgen. In Deutschland wurde die Dokumentationspflicht erst Mitte der 1980er Jahre zu einem Thema. Die Einführung von Pflegedokumentationen wurde vor allem durch Urteile des Bundesgerichtshofs (BGH) verstärkt. Die Rechtsprechungen betrafen in Haftungsprozessen zunächst die ärztliche Dokumentationspflicht. „Diese Entwicklung wurde dann im pflegerischen Bereich durch den BGH in Urteilen vom 18.03.1986 und dem Urteil vom 02.06.1987 ergänzt, wonach die sachgerechte Pflege, Betreuung und Versorgung des Patienten

---

5 Michael Graber-Dünow: Bewohnerorientierung als Qualitätsmerkmal, in: Altenheim 7/2004, S. 34ff.

durch eine geeignete Pflegedokumentation darzulegen und zu beweisen ist."[6] Der Satz „Was nicht dokumentiert ist, gilt als nicht erbracht" entwickelte sich zur Maxime der Pflege und schwebt seither wie ein Damoklesschwert über den Pflegenden.

Doch es war nicht nur die Furcht vor haftungsrechtlichen Konsequenzen bei unterstellten Pflegefehlern, sondern auch die zunehmende Verwissenschaftlichung der Pflege mit der Implementierung des Pflegeprozesses, die zu einer Ausweitung der Dokumentationspflichten führte.

Zugleich wurde die ordnungsgemäße Führung der Pflegedokumentation auch zunehmend von der Heimaufsichtsbehörde kontrolliert. Mit Einführung der Pflegeversicherung erlangte die Dokumentation zudem eine große Bedeutung im Begutachtungsverfahren für die Einstufung der Bewohner. Da die Heime ein existenzielles Interesse daran haben müssen, dass die Bewohner ihres tatsächlichen Pflegeaufwands entsprechend eingestuft werden (zur Problematik der Einstufungskriterien siehe Kapitel 4 „Die Pflegeversicherung: Von der Lösung zum Problem") und die Pflegedokumentation zu einem wesentlichen Kriterium im Begutachtungsverfahren wurde, musste diese entsprechend lückenlos geführt werden.

Auch diese zusätzliche Aufgabe war erneut ohne zusätzliche Personalstellen von den Pflegenden zu erbringen. Dies hatte nicht nur eine weitere Arbeitsverdichtung zur Folge, sondern auch eine Verkürzung der für die Pflege und Betreuung der Bewohner zur Verfügung stehenden Zeit.

6 Heinz R. Sträßner: Rechtliche Aspekte der Pflegedokumentation. Download: https://www.thieme.de/de/pflege/rechtliche-aspekte-der-pflegedokumentation-13345.htm; besucht am 31.05.2014.

Es ist zwar unbestritten, dass eine Pflegedokumentation und Pflegeprozessplanung dem derzeitigen Stand der pflegewissenschaftlichen Erkenntnisse entspricht. Der prinzipielle Widerspruch besteht allerdings darin, dass diese Anforderungen in „Elfenbeintürmen" entwickelt wurden, ohne die real existierenden personellen Ressourcen in den Heimen zu berücksichtigen. Das derzeitige Bemühen, im Rahmen von Modellprojekten weniger zeitaufwendige Formen der Dokumentation zu entwickeln, ist daher sehr begrüßenswert. Leider hat die Vergangenheit aber schon zu oft gezeigt, dass gut gemeinte Modellprojekte letztlich keinerlei Praxisrelevanz gewannen.

Die Bedeutung der Dokumentation wuchs nochmals weiter mit dem im Rahmen des Pflege-Qualitätssicherungsgesetzes an den Medizinischen Dienst der Krankenversicherung übertragenen Prüfauftrag und den mit dem Pflege-Weiterentwicklungsgesetz eingeführten Pflegenoten (siehe Kapitel 7 „Mogelpackung Pflegenoten").

Die praktischen Folgen der ausufernden Dokumentation werden in dem folgenden Realsatire anschaulich dargestellt:

Realsatire:
Qualität ist, wenn man trotzdem lacht
Heute ist es nicht mehr ausreichend, mit einem Bewohner fröhliche Momente zu erleben und mit ihm zu lachen, denn in der Logik der Bürokraten kann er gar nicht gelacht haben, wenn sein Lachen nicht schriftlich festgehalten wurde. Natürlich muss dabei außerdem der situative Kontext des Lachens nachvollziehbar beschrieben sein. In dem immer weiter ausufernden Dokumentations- und Kontrollwahn

merken wir jedoch leider nicht, dass wir vor lauter Schreiben gar keine Zeit mehr finden, überhaupt noch mit einem Bewohner zu lachen. Doch das ist in diesem System auch gänzlich unerheblich, denn wichtig ist einzig die Verschriftlichung aller Handlungen. Also dokumentieren wir nun, dass der Bewohner nicht mehr lacht.

Dabei wollen wir scheinbar nicht verstehen, dass wir den pflegebedürftigen Menschen nicht nur die notwendige zwischenmenschliche Zuwendung vorenthalten, sondern mit einer peniblen, bis in intimste Details gehenden Dokumentation zugleich gläserne Bewohner schaffen, die ihrer Privatheit und damit ihrer Würde beraubt werden. Es wird daher Zeit, sich wieder auf die Menschen zu besinnen.[7]

---

7 Michael Graber-Dünow: Qualität ist, wenn man trotzdem lacht, in: Dr. med. Mabuse 194, November/Dezember 2011, S. 32.

6 Überregulierung der Heime

Neben einem internen Qualitätsmanagement unterliegen Heime auch externen Qualitätskontrollen. Prinzipiell sind Überprüfungen der Heime durch eine unabhängige Prüfinstanz zweifellos unverzichtbar. In Deutschland hat sich in den vergangenen Jahrzehnten jedoch geradezu ein Wildwuchs an Kontrollbehörden entwickelt. Diese Prüfungen erfolgen vor allem durch:
- Heimaufsichtsbehörde
- Medizinischer Dienst der Krankenversicherung
- Gesundheitsamt
- Veterinäramt
- Bauaufsicht
- Vorbeugender Brandschutz
- Vormundschaftsgericht
- Berufsgenossenschaft
- Technischer Überwachungsverein

Die „Forschungsgesellschaft für Gerontologie" zählte bereits im Jahre 2003 allein mehr als 980 bundesweit geltende Vorschriften, die Heime zu beachten haben.[1] Diese Zahl hat sich mittlerweile noch drastisch erhöht.

Wie der „Verband Deutscher Alten- und Behindertenhilfe" ebenfalls im Jahre 2003 feststellte, blieben den

---

[1] Forschungsgesellschaft Gerontologie e.V. (2003): Entbürokratisierungspotenziale in stationären Einrichtungen der Altenpflege, Dortmund, S. 9.

Pflegekräften schon damals nur noch 62 Prozent ihrer Arbeitszeit für praktische Pflegetätigkeiten.[2] Auch wenn dazu keine aktuellen Zahlen vorliegen, ist anzunehmen, dass sich dieser Wert seither noch weiter verringert hat.

Dabei erfolgen die vielfältigen Prüfungen in der Regel unkoordiniert mit einer ganzen Reihe von Überschneidungen bei den Prüfaufträgen, sodass Doppel- und sogar Dreifachprüfungen derselben Sachverhalte mit zum Teil sogar widersprüchlichen Ergebnissen keine Seltenheit sind. So kann beispielsweise der Vorbeugende Brandschutz die Entfernung jeglicher Brandlasten – und damit auch von Möbeln aus den Fluren – verlangen, während andererseits die Heimaufsicht die Gestaltung der Flure mit Sitzecken als „sekundäre Wohnbereiche" fordert. Da die Heime nicht beiden Auflagen entsprechen können, werden sie zwischen diesen divergierenden Anforderungen letztlich zerrieben.

Zuweilen kann sogar der Eindruck einer geradezu „blindwütigen Regelungssucht" entstehen, die vor allem dazu zu dienen scheint, nicht die Bewohner, sondern die Aufsichtsbehörden zu schützen. Dazu gab es in der Vergangenheit einige Beispiele, wie das von den Hessischen Heimaufsichtsbehörden vor gut 10 Jahren installierte „Hitzewarnsystem". Hintergrund war der „Jahrhundertsommer" im Jahre 2003 mit seinen „Hitzetoten", die dazu führten, dass auch verschiedene Ämter und Aufsichtsbehörden von einzelnen Medien angegriffen und für die Todesfälle verantwortlich gemacht wurden. Seither sind die Heime verpflichtet, nach einer Hitzewarnung des Wetterdienstes in

---

2 Verband Deutscher Alten- und Behindertenhilfe e.V. (2003): Agenda „Weniger Bürokratie – mehr Pflege", Essen/Hannover, S. 3.

den Bewohnerzimmern regelmäßig die Raumtemperatur zu messen und eine Reihe von konkret definierten Maßnahmen zu ergreifen, die jede verantwortlich handelnde Pflegekraft aber ohnehin durchgeführt hätte, wie die Kleidung der Bewohner gemäß deren Wärmeempfinden auszuwählen und Wunschgetränke in einem „Wunschtrinkglas" anzubieten, das natürlich in Reichweite des Betroffenen stehen muss. Man könnte über eine solche Regelungswut schmunzeln, wären diese Selbstverständlichkeiten nicht zeitaufwendig zu dokumentieren.

Bei manchen Kontrollen besteht zudem der Verdacht, dass sie einzig der Legitimation der Existenz von Aufsichtsbehörde dienen, wie die folgende Geschichte zeigt, die der Hauszeitschrift eines Frankfurter Pflegeheims entnommen ist[3]:

> **Realsatire:**
> **Bettenbürokratie**
> In den vergangenen Wochen bin ich des Öfteren nach dem Sinn der seltsamen Metallschienen gefragt worden, die bei einigen unserer Betten auf die Seitenteile geschraubt wurden. Die Antwort auf diese Frage ist ganz einfach: „Wir leben in Deutschland!" Da Deutschland ja bekanntlich das Paradies der Bürokraten ist, sollte diese Auskunft eigentlich genügen. Mit zunehmendem Alter beschleicht mich immer öfter das Gefühl, dass BRD die Abkürzung für „Bürokratische Republik Deutschland" sein könnte. Zuweilen scheint es mir auch, als hätten sich die Bürokraten als ihr Lieblingsopfer die Altenpflegeheime ausgesucht – vielleicht, weil es dort ja

---

3 „Justina-Nachrichten", Hauszeitschrift des Altenpflegeheims Justina von Cronstetten Stift in Frankfurt am Main, Heft 91, April 2006.

sonst keine Probleme gibt. Und so erfinden sie täglich eine neue Vorschrift ...

Aber ganz im Ernst: Natürlich gibt es auch für unsere Pflegebetten umfangreiche Vorschriften und Prüfleitlinien, die sowohl die Elektronik (die jährlich von einem Sachverständigen überprüft werden muss) wie auch die Maße betrifft. Dabei wurde nun festgestellt, dass unsere Bettseitenteile im Vergleich zur vorgeschriebenen Norm um genau 1 cm (in Worten: Zentimeter) zu niedrig sind. Um zu verhindern, dass ein Bewohner versehentlich aus dem Bett fällt, werden die Bettseitenteile auf Wunsch des jeweiligen Bewohners oder – wenn dieser aufgrund einer (demenziellen) Erkrankung ein mögliches Gefährdungspotenzial nicht mehr einschätzen kann – in Einzelfällen auch einmal nach der notwendigen richterlichen Genehmigung im Bedarfsfall hochgeklappt. Nach der Logik der „Bettenseitenteil-Vorschrift" könnte der Bewohner aber versuchen, über das Bettseitenteil zu klettern, dabei abstürzen und sich schwerwiegende Verletzungen zuziehen. Um dies zu verhindern, muss die Strecke C (das ist in der Vorschrift die Höhe des Bettseitenteils von der Matratze aus gemessen) mindestens 22 cm betragen. Wer auf welche (gar wissenschaftliche?) Weise auf die magische Zahl 22 kam, ist leider nicht überliefert. Es kursiert allerdings das Gerücht, dass die Zahl dem Erfinder der Vorschrift während des Büroschlafs in einem Alptraum erschienen sei. Böswillige Zungen behaupten hingegen, das Ganze sei schlicht eine Auftragsarbeit der Bettenindustrie. Wie diese Frage auch immer beantwortet werden mag: Tatsache ist, dass bei den Betten in unserem Hause die Strecke C leider nur 21 cm beträgt. Um dieses Problem zu lösen, hatten wir uns erst einmal an den Hersteller gewandt. Dieser schlug uns die Metallschienen vor, die wir jedoch zunächst entrüstet ablehnten, da sie nicht nur unschön aussehen, sondern für die Bewohner beim Zu-Bett-Gehen und beim Aufstehen auch durchaus hinderlich sein können.

Wir suchten daher zunächst noch sehr optimistisch nach anderen Alternativen (denn schließlich hatten wir nach jahrelanger Suche zur Befriedigung einer anderen Behörde sogar nicht-brennbare Sessel für die Möblierung unseres Foyers gefunden). Ich will Sie an dieser Stelle nicht mit Details dieser Suche langweilen, doch zusammenfassend lässt sich festhalten, dass alle sonstigen Lösungsmöglichkeiten noch schlechter als die besagten Metallschienen waren, sodass wir schließlich resigniert in den sauren Apfel bissen und diese montieren ließen.

Wer immer sich an den ebenso hässlichen wie hinderlichen Schienen stören mag, der weiß nun, dass sie den entscheidenden Zentimeter enthalten, der großes Unheil verhindern kann. Und sollte es irgendwo in Deutschland einem Heimbewohner gelingen, trotz 22 cm hohem Bettseitenteil aus dem Bett zu stürzen, so garantiere ich, dass sich sofort eine Bettseitenteilvermessungskommission zu einem interdisziplinären Workshop zusammenfinden wird, um schließlich allen Pflegeheimen nach eingehender Beratung in einem Verwaltungsakt die innovative Auflage zu erteilen, mit der Aufsatzschiene für die Aufsatzschiene die Sicherheit in weitere Höhen zu treiben.

Aufgrund der zuvor skizzierten Zusammenhänge erarbeitete der von der damaligen Bundesregierung initiierte „Runde Tisch Pflege" Vorschläge zur Entbürokratisierung der Altenpflege, die 2005 veröffentlicht wurden. Eine der Empfehlungen des Runden Tischs war, „die Prüfung der Pflegeeinrichtungen zu den Feldern Hygiene, Brandschutz, Arbeitsschutz und Sicherheitstechnik sowie Trinkwasser bei einer Behörde zusammenzufassen oder unter der Verantwortung der Heimaufsicht zumindest eine Koordination herbeizuführen".[4] Doch dieser Vorschlag wurde ebenso wenig wie die anderen in die Praxis umgesetzt.

Selbst gesetzliche Regelungen, wie die „Harmonisierung der Prüfungen" des Medizinischen Dienstes der Krankenversicherung mit denen der Heimaufsichtsbehörde, wie sie das Pflegeversicherungsgesetz vorschreibt, stehen nur auf dem Papier.

In den verbalen öffentlichen Bekundungen von Politikern sind „Bürokratieabbau" und „Verbesserung der Pflegequalität" zwar schon seit Jahren beliebte Schlagworte, die auf die Praxis allerdings keinerlei Auswirkungen haben. Ganz im Gegenteil gilt der zuvor schon mehrfach aufgeführte Zusammenhang auch bei der Analyse der Heimkontrollen: Ein weiterer Ausbau von bürokratischen Anforderungen führt bei gleichbleibenden personellen und somit zeitlichen Ressourcen letztlich zu einer Verschlechterung der Pflegequalität, da den Mitarbeitern in den Heimen immer weniger Zeit für die Befriedigung von Bewohnerbedürfnissen verbleibt.

---

4 Zit. n. Michael Graber-Dünow (2006): Bürokratische Überregulierung, in: Sozialwirtschaft, Heft 3/2006, S. 20.

Es wäre daher dringend notwendig, die externen Kontrollen der Heime in einer einzigen Behörde zu bündeln. Diese Behörde müsste allerdings von weiteren Interessen unabhängig sein. Dies ist aber weder beim Medizinischen Dienst der Krankenversicherung, der im Auftrag der Pflegekassen tätig ist, noch bei manchen Heimaufsichtsbehörden der Bundesländer der Fall, da diese teilweise bei den Kommunen angesiedelt sind, die zugleich selbst Heimträger, vor allem aber durch ihre Sozialämter ein wichtiger Kostenträger sind.

Richtungsweisend für diese neue Kontrollbehörde könnte die Heimaufsicht in Hessen sein, die den Versorgungsämtern bzw. dem Regierungspräsidium angegliedert ist und somit keinerlei sonstige Interessen vertritt. In den Hessischen Aufsichtsbehörden sind multiprofessionelle Teams aus Pflegekräften, Sozialarbeitern und Verwaltungsfachkräften mit einem Juristen als Dezernenten tätig. Insbesondere durch den Einsatz von Sozialarbeitern ist gewährleistet, dass auch jenseits der Pflege im engeren Sinne für die Lebensqualität der Bewohner unverzichtbare Aspekte, wie psychosoziale Betreuung, Milieugestaltung und Kulturarbeit im Fokus der Heimkontrollen stehen. Eine nach diesem Vorbild neu zu schaffende Heimaufsichtsbehörde würde das bisherige Nebeneinander von jetziger Heimaufsicht, MDK sowie Gesundheits- und Veterinäramt überflüssig machen und damit zeit- und kostenintensive Mehrfachprüfungen verhindern. Spezifisches Fachwissen, wie beispielsweise im Rahmen des Vorbeugenden Brandschutzes könnte von dieser Behörde punktuell hinzugezogen werden. Dabei wäre es aber wichtig, dass die Heimaufsicht die Federführung in solchen Kontrollverfahren behält, um zu verhindern, dass es wie bisher zu widersprüchlichen Anforderungen und Auflagen kommt.

Die Realität ist hingegen eine völlig andere, denn der ohnehin schon bestehende Wirrwarr von Prüfaufträgen und dem daraus resultierenden Kompetenzgerangel wurde mit Einführung des so genannten Pflege-TÜV, der im folgenden Kapitel problematisiert wird, weiter zum Nachteil der Bewohner und Einrichtungen verschärft.

7 Mogelpackung Pflegenoten

Mit Inkrafttreten des Pflege-Weiterentwicklungsgesetzes am 1. Juli 2008 wurde der Medizinische Dienst der Krankenversicherung (MDK) beauftragt, bis Ende 2010 alle Pflegeeinrichtungen einmal zu kontrollieren; ab 2011 müssen diese Kontrollen jährlich erfolgen. Der auch schon zuvor bestehende Prüfauftrag des MDK wurde damit in einer hohen Frequenz regelhaft festgeschrieben.

Die Ergebnisse dieser so genannten Qualitätsprüfungen, umgangssprachlich auch Pflege-TÜV genannt, sind von den Pflegekassen im Internet und seitens der Pflegeeinrichtung durch Aushang zu veröffentlichen. Der Gesetzgeber versprach sich dadurch, gerade angesichts der zahlreichen „Skandalmeldungen" der Medien über eine mangelhafte Versorgung von Heimbewohnern, mehr Transparenz. Außerdem sollten Heimplatzsuchende bei der Auswahl eines geeigneten Anbieters unterstützt werden.

Der für die Qualitätsprüfungen erforderliche Prüfkatalog des MDK wurde nach dem Willen des Gesetzgebers von den Pflegekassen gemeinsam mit Vertretern der Leistungserbringer erarbeitet. Angesichts der im Folgenden beschriebenen Konsequenzen dieser Prüfungen, ist allerdings zu bezweifeln, dass Letztere ihren Aufgaben in den Gremien gerecht geworden sind.

Nach der „Pflege-Transparenzvereinbarung stationär" (PTVS) wurden die Heime bis Ende 2013 nach insgesamt 64 Kriterien aus den Bereichen „Pflege und medizinische

Versorgung", „Umgang mit demenzkranken Bewohnern", „Soziale Betreuung und Alltagsgestaltung" sowie „Wohnen, Verpflegung, Hauswirtschaft und Hygiene" überprüft. Diese wurden von einer Bewohnerbefragung mit 18 Fragestellungen ergänzt.

Insgesamt waren 38 der 64 Kriterien bewohnerbezogen, die übrigen bezogen sich auf die Einrichtung. Die bewohnerbezogenen Kriterien wurden an einer nach dem Zufallsprinzip ermittelten Stichprobe von 10 Prozent der alten Menschen (mindestens jedoch fünf Bewohnern) untersucht. Mittels eines Punktesystems errechneten sich daraus Noten, die sich an den Schulnoten von 1 (sehr gut) bis 5 (mangelhaft) orientierten. Es gab dabei Einzelnoten für jedes der insgesamt 64 Kriterien, die zu Teilnoten für die vier Prüfbereiche sowie einer Gesamtnote für die Einrichtung zusammengefasst werden. Zur besseren Einordnung der Heime wurde dieser bei der Veröffentlichung die Durchschnittsnote aller der bis dahin überprüften Einrichtungen auf Landesebene gegenübergestellt.

Auch aus den 18 Kriterien der Bewohnerbefragung errechnete sich eine Note, die zwar ebenfalls öffentlich ausgewiesen wurde, allerdings nicht in die Gesamtnote der Einrichtung einfloss.

In diesem Zusammenhang sei darauf hingewiesen, dass in den Sozialwissenschaften Lebensqualität meist mit subjektivem Wohlbefinden gleichgesetzt und somit das individuelle Erleben in den Mittelpunkt gestellt wird. Die Überprüfung von Lebensqualität in einem Pflegeheim macht also die Einbeziehung der Sichtweise seiner Bewohner zwingend erforderlich. Andererseits befinden sich die alten Menschen aber in einem Abhängigkeitsverhältnis zur

Einrichtung und tendieren außerdem erfahrungsgemäß zu Zufriedenheitsaussagen. Aus diesen Gründen werden Bewohnerbefragungen von Fachleuten durchaus problematisiert. Trotz dieser Einschränkung ist es jedoch nur schwer nachvollziehbar, dass die Einschätzung der Bewohner gar keinen Einfluss auf die Gesamtbewertung des Heimes hat. Die alten Menschen werden offensichtlich nicht für fähig gehalten, ihre eigene Lebenssituation adäquat beurteilen zu können. Es zeigt sich darin ein defizitäres Bewohnerbild, welches das subjektive Erleben der alten Menschen in keiner Weise ernst nimmt.

7.1 Qualitätsprüfungen verschlechtern Pflegequalität

Die Intention des Gesetzgebers nach einer größeren Transparenz im Heimbereich war und ist im Sinne des Verbraucherschutzes durchaus begrüßenswert. Mit dem für die Umsetzung entwickelten Prüfinstrument des MDK ist es jedoch nicht möglich, die Lebensqualität in einer Einrichtung abzubilden. Der grundlegende Widerspruch dieses Verfahrens besteht darin, dass es entgegen der eindeutigen gesetzlichen Vorgabe nicht die Ergebnisqualität, sondern fast ausschließlich die Qualität der Pflegedokumentation misst. So waren im größten Prüfbereich „Pflege und medizinische Versorgung" 33 der 35 Kriterien „bewohnerbezogen". Von diesen 33 bewohnerbezogenen Kriterien mussten jedoch 32 durch die Pflegedokumentation nachgewiesen werden. Selbst wenn sich Bewohner augenscheinlich in einem „guten Pflegezustand" befanden und ihre Zufriedenheit mit den erhaltenen Leistungen äußerten, wurden bei einer unvollständigen Dokumentation Pflegemängel unterstellt, die sich negativ auf die Note auswirkten.

Bei Einführung des Notensystems mussten die Heime und ihre Träger davon ausgehen, dass eine „gute Note" in der öffentlichen Wahrnehmung mit einer hohen Pflegequalität gleichgesetzt wird und sie sich für das Heim somit zu einem wichtigen Marketinginstrument entwickeln könnte. Andererseits bestand gerade in Regionen mit einem Überangebot an Heimplätzen die Befürchtung, eine unterdurchschnittliche Note würde für die Einrichtung zu Nachfrageproblemen führen, die sie letztlich sogar in ihrer wirtschaftlichen Existenz gefährden könnte.

Aufgrund der großen Bedeutung, welche die Note zu haben schien, sahen sich die Heime gezwungen, ihre Aktenführung weiter zu optimieren, um den Anforderungen des MDK gerecht zu werden. Manche Heime entschieden sich daher eine – oder in größeren Häusern auch mehrere – „Stabsstellen Pflegedokumentation" einzurichten, welche die Dokumentation des ganzen Hauses im Blick hat und darauf hinarbeitet, dass sie im Sinne des MDK erstellt wird. Da hierfür keine zusätzlichen Planstellen geschaffen werden konnten, wurden die dafür benötigten personellen Kapazitäten von der praktischen Pflege abgezogen. Aber auch Einrichtungen, die diesen fragwürdigen Weg nicht gegangen sind, versuchen, die Dokumentationen noch ausführlicher und lückenloser zu führen. Dazu müssen aber noch mehr zeitliche Ressourcen der Pflegenden in die Aktenführung investiert werden. Bei gleich bleibender Personalausstattung geht dies ebenfalls zu Lasten der praktischen Pflege. Damit führt dieses Prüfsystem letztlich zu einer Verschlechterung der Pflegequalität!

Bei den Mitarbeiterinnen und Mitarbeitern entsteht zudem das demotivierende Gefühl, Akten anstatt Menschen pflegen zu müssen.

Darüber hinaus werfen die überzogenen Dokumentationsanforderungen des MDK grundlegende ethische Fragen auf, denn letztlich wird gefordert, „gläserne Bewohner" zu schaffen, die nicht nur in ihrem aktuellen Befinden, sondern auch in ihrer Biografie jeglicher Intimsphäre beraubt werden. Dem liegt ein katastrophales Missverständnis biografischer Arbeit zugrunde, denn diese darf niemals zum Selbstzweck verkommen, sondern hat nur dann ihre Berechtigung, wenn daraus Konsequenzen für die aktuelle Betreuung resultieren. Außerdem werden Parallelen zu den von Erving Gofmann beschriebenen „Totalen Institutionen" deutlich (siehe Kapitel 2.2 „Tagesablaufgestaltung"), die ihren „Insassen" ebenfalls keinerlei Intimsphäre zugestehen.

7.2 Weitere Kritikpunkte

Des Weiteren wurde nach der Einführung der Pflegenoten kritisiert, dass mitunter eine zu kleine Stichprobe der Bewohner untersucht wurde: Wenn nämlich bestimmte Kriterien auf die für die Stichprobe ausgewählten Bewohner nicht zutrafen, entstand die Einzelnote zuweilen auf Grundlage der Überprüfung der Pflege- bzw. Dokumentationsleistungen bei nur einem oder vielleicht zwei Bewohnern. Dabei handelte es sich jedoch um Einzelfälle, die der eigentlich für die Notenfindung notwendigen Prüfung eines repräsentativen Durchschnitts der Bewohner keinesfalls entsprachen. Dies ist einer der wenigen Kritikpunkte, dem bei der ab Anfang 2014 gültigen Neufassung der Prüfkriterien (die im folgenden Kapitel beschrieben sind) teilweise abgeholfen wurde, indem auf die Ausweisung einer Note für jedes einzelne Prüfkriterium verzichtet wurde.

Ebenso kritisch ist die dichotome Bewertungspraxis, nach der für ein Kriterium nur die Möglichkeiten „erfüllt" oder „nicht erfüllt" besteht, zu sehen. Hierzu nur ein Beispiel: Die Frage: „Ist der Gesamteindruck der Einrichtung im Hinblick auf Sauberkeit und Hygiene gut?", kann nur mit „ja" oder „nein" beantwortet werden. Abstufungen sind in der Beurteilung nicht vorgesehen. Die Prüfanleitung gibt den Begutachtern zudem keine nachvollziehbaren und objektiven Beurteilungskriterien an die Hand. Dort heißt es lediglich lapidar: „Die Frage ist mit ja zu beantworten, wenn der Gesamteindruck der stationären Pflegeeinrichtung bei Bereichen wie Bewohnerzimmern, Gemeinschaftsflächen, Aufenthaltsräumen, Sanitärräumen mit Blick auf Sauberkeit, Ordnung und Geruch gut ist."[1] Die Beantwortung dieser Frage ist somit einzig dem subjektiven Sauberkeitsempfinden des Prüfers überlassen. Die Einschätzung der Bewohnerinnen und Bewohner als unmittelbar Betroffene bleibt dabei außerdem wieder einmal völlig irrelevant.

In der Praxis ist ohnehin festzustellen, dass die Prüfungen stark personenabhängig sind. So ist mir eine Einrichtung bekannt, bei der die Frage nach einem Konzept zur Integration neuer Bewohner von den Prüfern mit 1,0

---

[1] Vereinbarung nach § 115 Abs. 1a Satz 6 SGB XI über die Kriterien der Veröffentlichung sowie die Bewertungssystematik der Qualitätsprüfungen nach § 114 Abs. 1 SGB XI sowie gleichwertiger Prüfergebnisse in der stationären Pflege – Pflege-Transparenzvereinbarung stationär (PTVS) – vom 17. Dezember 2008 in der Fassung vom 10.06.2013, Anlage 3, Ausfüllanleitungen für die Prüfer, S. 25.

bewertet wurde. Bei der Kontrolle im folgenden Jahr, die von anderen Prüfern durchgeführt wurde, erhielt dasselbe, gänzlich unveränderte Konzept die Note 5,0.

Ein weiteres Beispiel: Da in einer Einrichtung wenige Monate vor der Prüfung die Hälfte der Pflegekräfte an einer Erste-Hilfe-Fortbildung teilgenommen hatte, gab es bei der Kontrolle dafür eine 1,0. Ein Jahr später erhielt das Heim jedoch in diesem Prüfbereich eine 5,0, obgleich die Fortbildung in Erster Hilfe, wie vorgeschrieben, nicht länger als zwei Jahre zurücklag. Als Begründung wurde seitens des MDK-Prüfers angeführt, dass nur die Hälfte, aber nicht alle Pflegemitarbeiter die entsprechende Fortbildung vorweisen konnten. Wiederum ein Jahr später erklärte der Prüfer auf Nachfrage der Einrichtung, die, um wieder die Note 1,0 zu erhalten, nun alle Pflegekräfte in Erster Hilfe fortgebildet hatte , dass dies überhaupt nicht nötig gewesen sei, da es völlig ausreiche, wenn ein Teil der Mitarbeiter über den entsprechenden Fortbildungsnachweis verfüge.

Von manchen Kritikern des Systems wird außerdem problematisiert, dass sich bei der Berechnung der Gesamtnote Mängel bei der Dekubitusprophylaxe oder in anderen relevanten Bereichen durch gute Ergebnisse bei weniger wichtigen Kriterien, wie der Schriftgröße des Speiseplans, ausgeglichen werden können. Andere vermissen wiederum für die Beurteilung der Leistungen des Heimes relevante Fragestellungen, wie zum Beispiel nach dem Angebot von Auswahlmöglichkeiten bei den Mahlzeiten.

Diese genannten Kritikpunkte zeigen exemplarisch, dass mit dem Prüfinstrument die Lebensqualität in einem Pflegeheim nicht abgebildet werden kann. Sogar ein von den Vertragspartnern selbst in Auftrag gegebenes Gutachten zweifelt die Wirksamkeit dieser Art von „Qualitätskontrollen" an: „Derzeit ist kein Nachweis der Validität des Verfahrens gegeben, um zu belegen, ob das Verfahren tatsächlich Pflegequalität misst." Und: „Die Überprüfung und Darstellung von Qualität und Leistungen auf der Grundlage von Pflegedokumentationen [sind] kritisch zu betrachten. Es ist zu empfehlen, statt der Prüfung der Qualität auf der Basis von Pflegedokumentationen, Indikatoren bzw. Kriterien zu entwickeln und zu wählen, die Aussagen machen können über die erbrachten Leistungen, die der Heimbewohner/der Kunde tatsächlich erhält."[2]

Andere Beurteilungen des Instruments kommen zu noch weitaus drastischeren Aussagen. So stellt zum Beispiel das Sozialgericht Münster in seinem viel beachteten ersten Urteil zur Sache fest: „Die Beurteilungskriterien der PTVS sind […] nicht geeignet, die von den Pflegeheimen erbrachten Leistungen und deren Qualität, insbesondere […] hinsichtlich der Ergebnis- und Lebensqualität zu beurteilen. Die Systematik der Bewertung ist verfehlt, die Ermittlung der Pflegenoten für den Leser nicht nachvollziehbar. Die Transparenzberichte täuschen die Verbraucher."[3]

Seither ist es zu verschiedenen weiteren Gerichtsurteilen gekommen, die allerdings kein einheitliches Bild ergeben. „Die bislang vorliegende Rechtsprechung zu Transparenzberichten und Pflegenoten gleicht nach wie vor einem selbst für Experten nicht leicht zu durchdringenden Fli-

---

2 Vgl. Michael Graber-Dünow (2011): Mogelpackung Pflegenoten, Auswirkungen der Pflegetransparenzvereinbarung auf die Altenpflege, in. Dr. med. Mabuse, Nr, 189, Januar/Februar 2011, S. 51.

3 Michael Graber-Dünow (2011), a.a.O., S. 51.

ckenteppich. Die erst- und zweitinstanzlichen Eilentscheidungen fallen von Bundesland zu Bundesland und teilweise auch innerhalb der Länder höchst unterschiedlich aus."[4] Eine höchstrichterliche Rechtsprechung steht nach wie vor aus. Eine von der Caritas-Betriebsführungs- und Trägergesellschaft (CBT) in Köln eingereichte Revision wurde am 16. Mai 2013 vom Bundessozialgericht (BSG) aus formalen Gründen zurückgewiesen. Der Geschäftsführer der CBT führt dazu aus: „Mit diesem Urteil hat das BSG allerdings nicht den Pflege-TÜV und die Pflegenoten bestätigt, wie es einige Medien vorschnell formuliert haben. Ganz im Gegenteil. Die von den Anwälten der CBT – Prof. Thomas Klie und Ines Theda – vorgetragene fachliche und rechtliche Kritik an der PTV konnte das BSG gut nachvollziehen. Das Gericht sah viele Probleme in der Umsetzung des gesetzlichen Auftrages durch die gemeinsame Selbstverwaltung, Transparenz über die Qualität herzustellen. Die Noten seien nicht aussagekräftig und die Wissenschaftlichkeit nicht gegeben. Das BSG bescheinigte dem Gesetzgeber, er habe die Qualitätsprüfung auf ‚trial und error' angelegt. Dies ist eine schallende Ohrfeige für den Gesetzgeber."[5]

7.3 Kosmetische Korrekturen

Seit Anfang 2014 ist nun eine überarbeitete Version der „Pflege-Transparenzvereinbarung stationär" in Kraft, die

---

[4] Pia Diehl/Jörn Bachem (2012): Pflegenoten auf dem Prüfstand der Sozialgerichte, in Altenheim 2/2012, S. 34ff.

[5] Franz J. Stoffer: „Große Chance vertan" – Das tote Pferd „Pflegenoten" wird weiter geritten, zit. n.: http://www.moratorium-pflegenoten.de/images/MPN-Documents/kommentar_fjs_bsg-urteil_130521.pdf; besucht am 02.081.2014.

alles in allem aber lediglich einige kosmetische Korrekturen enthält. Anstelle der bisherigen 82 Bewertungskriterien sind es nun nur noch 77, die sich wie folgt aufteilen.
- Pflege und medizinische Versorgung:
32 Kriterien
- Umgang mit demenzkranken Bewohnern:
9 Kriterien
- Soziale Betreuung und Alltagsgestaltung:
9 Kriterien
- Wohnen, Verpflegung, Hauswirtschaft und Hygiene:
9 Kriterien
- Bewohnerbefragung:
18 Kriterien

Von den 32 Kriterien aus dem Bereich „Pflege und medizinische Versorgung" sind 31 bewohnerbezogen. Ob ein Kriterium als „erfüllt" gewertet wird, ist nach wie vor bei allen 31 Kriterien durch die Dokumentation nachzuweisen. Bei elf Kriterien sollen die Prüfer sich allerdings nun außerdem durch Inaugenscheinnahme von der ordnungsgemäßen Erbringung der Pflegeleistung überzeugen. Darüber hinaus ist bei 4 Kriterien sogar eine Befragung der Bewohner vorgesehen. Auch sollen zum Teil bei Zweifeln an der Beurteilung des Kriteriums beim Pflegepersonal und in einigen Fällen auch beim Bewohner ergänzende Informationen eingeholt werden. Die teilweise Einbeziehung der betroffenen Bewohner und des Pflegepersonals ist zweifellos ein kleiner Schritt in die richtige Richtung. Trotzdem können diese Korrekturen nicht darüber hinwegtäuschen, dass nach wie vor die Führung der Pflegedokumentation das entscheidende Kriterium für die Pflegenote ist.

Des Weiteren wurde die Auswahl der Stichprobe geändert: Es werden nun – unabhängig von der Größe des Heimes – jeweils drei Bewohner aus den Pflegestufen 1, 2 und 3 in die Prüfung einbezogen.

Bei den bewohnerbezogenen Kriterien werden, wie bereits im vorherigen Kapitel erwähnt, nun außerdem keine Einzelnoten mehr ausgewiesen, sondern es wird angegeben, bei wie vielen Bewohnern das Kriterium erfüllt ist: z. B. „vollständig erfüllt bei 6 von 9 Bewohnern". Bei den einrichtungsbezogenen Kriterien bleibt es hingegen bei der dichotomen Bewertung „erfüllt" – „nicht erfüllt".

Alles in allem bleibt somit festzuhalten, dass sich mit der Überarbeitung der PTVS wenig geändert hat. Nach wie vor ist diese nicht in der Lage, die Pflegequalität in einer Einrichtung abzubilden. Die grundlegende Kritik am Pflege-TÜV wurde von den Verantwortlichen bei der Neufassung der Prüfkriterien also entweder ignoriert oder überhaupt nicht verstanden. In diesem Zusammenhang bleibt außerdem festzuhalten, dass die an der Überarbeitung beteiligten Vertreter der Leistungserbringer erneut versagt haben, da die massive Kritik aus den Einrichtungen an dieser Form von Prüfungen offensichtlich in keiner Weise in ihre Entscheidungsfindung eingeflossen ist. Insgesamt ist allerdings zu bezweifeln, dass dieses in sich widersprüchliche und an der Pflegerealität vorbeigehende System überhaupt reformfähig ist. Sicherlich wäre es am vernünftigsten, es in dieser Form völlig abzuschaffen.

7.4 Unverantwortlich hohe Kosten
Die Forderung nach der Abschaffung dieses absurden und fachlich völlig unhaltbaren Prüfsystems wird durch seine

unverhältnismäßig hohen Kosten weiter gestärkt. Das statistische Bundesamt beziffert die Kosten der Pflegedokumentation auf jährlich 2,7 Milliarden Euro.[6] Insgesamt müssen etwa 20 bis 30 Prozent der Arbeitszeit in Heimen für die Führung der Dokumentation aufgewendet werden. In stationären Einrichtungen sind „im Schnitt 3,5 Pflegekräfte täglich ausschließlich mit der Pflegedokumentation befasst. Auf den Monat umgerechnet, entgehen den Heimbewohnern so etwa 820 Pflege- und Betreuungsstunden".[7]

Um Missverständnisse zu vermeiden, sei darauf hingewiesen, dass die Pflegedokumentation selbstverständlich nicht ausschließlich aufgrund der MDK-Prüfungen geführt wird, sondern auch als Beweismittel bei unterstellten Pflegefehlern und bei der Ein- bzw. Höherstufung der Bewohner im Rahmen der Pflegeversicherung dient. Und natürlich ist auch eine Pflegeprozessplanung zur Sicherstellung der Pflegequalität erforderlich. Die derzeitige Form der Pflegedokumentation schießt jedoch weit über das Ziel hinaus und ist zu einem großen Teil zum Selbstzweck verkommen. Diese schon zuvor bestehende Tendenz wurde mit der Einführung des „Pflege-TÜV" nochmals in erheblichem Maße verstärkt. Leidtragende dieser Entwicklung sind vor allem die Bewohner, denen wichtige Pflege- und

---

6 Statistisches Bundesamt (2013): Erfüllungsaufwand im Bereich ... Pflege, Antragsverfahren auf gesetzliche Leistungen für Menschen, die pflegebedürftig oder chronisch krank sind, Projektreihe Bestimmung des bürokratischen Aufwands und Ansätze zur Entlastung, S. 161. Download unter: http://www.bundesregierung.de/Content/DE/_Anlagen/Buerokratieabbau/2013-03-20-erfuellungsaufwand-pflege.pdf;jsessionid=7373DB21A8E58D55B4BE18105D543DB1.s3t1?__blob=publicationFile&v=3.

7 http://www.ppm-online.org/verlag/artikel-lesen/artikel/mdk-buerokratie/; besucht am 05.09.2014.

Betreuungszeit entzogen wird. Aber auch die Mitarbeiter sind davon negativ betroffen, da sich ihre Arbeit durch immer weiter ausufernde Dokumentationsanforderungen erheblich verdichtete und die dadurch zudem eine noch größere Diskrepanz zwischen dem Anspruch an die eigenen Tätigkeit und dem unter diesen Bedingungen tatsächlich Leistbaren erleben. Die Pflegewissenschaft ist daher aufgefordert – nicht im Elfenbeinturm, sondern in enger Kooperation mit der Pflegepraxis – Dokumentationsverfahren zu entwickeln, die im Arbeitsalltag ohne die jetzige eklatante Vernachlässigung der Bewohner umsetzbar sind. Immerhin werden zurzeit bereits einige Modelle auf ihre Praxistauglichkeit überprüft. Die für die derzeitige Form der Dokumentation weitgehend sinnlos vergeudete Zeit muss auf alle Fälle endlich den Pflegenden und damit den Bewohnerinnen und Bewohnern zurückgegeben werden.

7.5 Vermeintliche Kehrtwende

Kurz vor Drucklegung dieses Buches wurde ausgerechnet am 1. April die Ankündigung des Patienten- und Pflegebeauftragten der Bundesregierung, Karl-Josef Laumann veröffentlicht, dass die Pflegenoten zum Ende des Jahres 2015 ausgesetzt werden sollen. Natürlich wurde diese Nachricht von großen Teilen der Fachöffentlichkeit äußerst erfreut aufgenommen. Es blieb lediglich die Frage, warum ein als nutzlos erkanntes Instrument denn nicht sofort abgeschafft, sondern damit bis zum Ende des Jahres gewartet wird.

In der anfänglichen Freude über diese Entwicklung war ich zunächst sogar der Meinung, dass die vorherigen Ausführungen zum „Pflege-TÜV" ersatzlos aus diesem Buch gestrichen werden könnten, da sie ja nun keine Relevanz mehr besäßen. Doch weit gefehlt, denn bei näherem Hinsehen stellte sich die vermeintliche Kehrtwende als halbherziges Reförmchen heraus, sodass auf die anfängliche Euphorie über die erhoffte Abschaffung des Pflege-TÜV schnell der Kater folgte.

Laumann begründet die Aussetzung der Pflegenoten nämlich einzig damit, dass eine bundesweite Durchschnittsnote von 1,3 keine Aussagekraft für die Verbraucher habe. Das ist wohl wahr, doch von der in den vorherigen Kapiteln zusammengetragenen inhaltlichen Kritik an der Notenfindung, wie insbesondere der Fixierung auf die Pflegedokumentation und die damit einhergehende Bürokratisierung der Pflege zulasten der Bewohner, ist hingegen mit keiner Silbe die Rede.

Es soll daher auch einzig die Notengebung ausgesetzt werden, die so genannten Qualitätsprüfungen sind damit aber keinesfalls vom Tisch. Die Kontrollen des MDK werden nicht nur nach den bestehenden untauglichen Richtlinien fortgeführt, sondern auch die Ergebnisse werden weiterhin veröffentlicht. Lediglich „die Gesamt- und Bereichsnoten auf der ersten Seite der Veröffentlichung werden [...] entfernt"[8]. An ihre Stelle soll eine Kurzzusammenfassung des Prüfberichts treten, der einen Vergleich der Einrichtungen durch die Verbraucher ermöglichen soll und dessen Form ausschließlich durch den GKV-Spitzenverband festgelegt wird.

8 Der Beauftragte der Bundesregierung für die Belange der Patientinnen und Patienten sowie Bevollmächtigter für Pflege (2015): Pressemitteilung Nr. 3, Endlich gute Pflege erkennen – Neues Konzept für den Pflege-TÜV.

Es darf an dieser Stelle bezweifelt werden, dass es dem GKV-Spitzenverband gelingen wird, eine Prüfzusammenfassung zu erstellen, die den von Laumann formulierten Anforderungen entspricht. Schließlich war der GKV-Spitzenverband maßgeblich an der Erarbeitung des bisherigen Notensystems beteiligt. Wenn es ihm damals schon nicht gelungen ist, ein sinnvolles Instrument zu entwickeln und die Prüfergebnisse nachvollziehbar und verständlich in der Öffentlichkeit zu kommunizieren, warum sollte er dies nun schaffen?

Des Weiteren kündigte Laumann an, bis Ende 2017 ein neues „Qualitätsprüfungs- und Veröffentlichungssystem für Pflegeeinrichtungen" entwickeln zu lassen. Mit der Erarbeitung soll ein Pflegequalitätsausschuss beauftragt werden, dem natürlich zuvorderst die Kostenträger und Verbände der Heimträger angehören werden. Mit den beratungsresistenten Versagern, die bereits den Pflege-TÜV verbrochen haben, werden also erneut die Böcke zum Gärtner gemacht

Hinzu sollen nun aber auch Verbände von Pflegebedürftigen und Pflegeberufen als gleichberechtigte und mit Stimmrecht versehene Mitglieder des Ausschusses kommen. Auch wenn dies prinzipiell positiv erscheint, bleibt nach den bisherigen Erfahrungen mit solchen Ausschüssen oder „Runden Tischen" viel Skepsis und Misstrauen. Und natürlich stellen sich in diesem Zusammenhang eine Menge Fragen, wie beispielsweise welche Verbände zugelassen werden und welche nicht? Wie wird das Stimmengewicht geregelt sein? Verfügen die Kosten- und Heimträger über eine Stimmenmehrheit, sodass die Vertreter von Pflegebedürftigen und Pflegeberufen nur als demokratische Feigenblätter dienen? Sind basisdemokratische Rückkoppelungen bei der Erarbeitung des neuen Kontrollinstruments gewährleistet? Oder sind diese, wie zu befürchten ist, überhaupt nicht erwünscht?

Der Vollständigkeit halber sei an dieser Stelle noch darauf hingewiesen, dass der Pflegequalitätsausschuss durch ein neu zu gründendes Pflegequalitätsinstitut mit unabhängigen Wissenschaftlern unterstützt werden soll.

Prinzipiell ist zu dieser überraschenden aktuellen Entwicklung anzumerken, dass es gewiss nicht reicht, ein Kontrollinstrument, das sich nicht nur als völlig unbrauchbar, sondern sogar als kontraproduktiv erwiesen hat, einfach durch ein neues zu ersetzen. Notwendig wären vielmehr radikale Reformen, wie beispielsweise die schon im vorigen Kapitel erwähnte Bündelung aller Prüfaufträge in einer einzigen, unabhängigen Behörde. Für diese sollte dann von unabhängigen Wissenschaftlern in Kooperation mit Pflegepraktikern und Vertretern der Betroffenen ein Prüfinstrument entwickelt werden, das in der Lage ist, die Pflege- und Betreuungsqualität in einer Einrichtung tatsächlich abzubilden, ohne die Heime und ihre Mitarbeiter mit sinnloser Bürokratie zum Nachteil der Bewohner zu überziehen.

8 Resümee

Vor dem Hintergrund der weitgehend negativen Medienberichterstattung über Pflegeheime wurde in diesem Buch versucht, die Ursachen für die dort beschriebenen Skandale zu ergründen. Dazu wurden die vielfach unzulänglichen Rahmenbedingungen der stationären Altenhilfe untersucht und die daraus erwachsenen Problembereiche beschrieben. Eines der zentralen Probleme der Heime ist dabei die für eine bedürfnisorientierte Pflege und Betreuung der Bewohner viel zu niedrige Personalausstattung. Zur Verbesserung der Lebens-, aber auch der Arbeitsbedingungen in den Pflegeheimen ist es daher unerlässlich, den Personalschlüssel zu erhöhen. Diese Forderung ist gewiss nicht neu, sondern sie wird schon seit Jahrzehnten erhoben. Das macht sie aber nicht weniger richtig: Ihre Umsetzung ist vielmehr weiterhin dringend erforderlich. Die politisch Verantwortlichen reagieren bei diesem Thema geradezu reflexartig mit dem ebenso altbekannten Gegenargument: „Das ist unfinanzierbar." Wie im Folgenden beschrieben wird, ist allerdings davon auszugehen, dass für eine solche grundlegende Verbesserung zum Wohle der Bewohner (und der Pflegenden) ausreichend finanzielle Mittel im System vorhanden sind. Sie müssen nur richtig eingesetzt werden.

Unabhängig von der Finanzierungsdebatte ist die personelle Ausstattung von Pflegeheimen aber auch eine ethisch-moralische Frage an die gesamte Gesellschaft: Was ist uns die Pflege unserer alten Menschen wert? Denn es bleibt festzuhalten, dass es für eine Pflegekraft, die, wie zuvor dargelegt, selbst unter optimalen Bedingungen im Tagdienst durchschnittlich 11,6 Bewohner versorgen muss, faktisch unmöglich ist, alle Bedürfnisse der Gepflegten zeitnah zu befriedigen bzw. dass viele Bedürfnisse der alten Menschen sogar gänzlich auf der Strecke bleiben müssen. Die gegenwärtigen personellen Rahmenbedingungen erlauben also bestenfalls eine „Warm-satt-sauber-Pflege".

Leider ist aber selbst diese in manchen Einrichtungen nicht gewährleistet. Die Grenze zur gefährlichen Pflege bis zur Vernachlässigung und damit zur Pflegegewalt wird in der Altenpflegepraxis in Deutschland immer wieder tangiert und teilweise sogar überschritten. Es ist eine unerträgliche Vorstellung, dass es einerseits möglich ist, mit Pflege Gewinne in Millionenhöhe zu erwirtschaften, während andererseits grundlegende Bedürfnisse von Bewohnern in den Einrichtungen nicht befriedigt werden können. Dies ist einer vermeintlich zivilisierten Gesellschaft unwürdig. Es ist daher prinzipiell eine falsche politische Weichenstellung, Pflege dem freien Markt zu überlassen. Der Markt – dies zeigen die Erfahrungen der letzten Jahre eindeutig – hat in diesem Bereich versagt, da er die Probleme verstärkt, die er zu lösen vorgibt. Die Sicherstellung einer würdevollen Pflege alter Menschen muss vielmehr eine gesamtgesellschaftliche Aufgabe werden, die einer gezielten Steuerung und verantwortungsvollen Sozialplanung bedarf.

Dabei muss auch garantiert werden, dass alle finanziellen Mittel, die seitens der Kostenträger in die Heime fließen, nachweislich für die Pflege und Betreuung eingesetzt werden und somit den Bewohnern zugutekommen. Um dies sicherzustellen, muss die Heimfinanzierung transparent gestaltet und von den Aufsichtsbehörden entsprechend kontrolliert werden. Gewinnerzielung muss in den Einrichtungen ebenso gesetzlich untersagt werden, wie die Möglichkeit, Gelder mittels undurchschaubarer Trägerumlagen abzuleiten. Auch die mancherorts existierenden „bürokratischen Wasserköpfe" in den Trägerverbänden müssen abgeschafft werden. Dies könnte sowohl durch eine Selbstverpflichtung der Träger wie auch durch eine klare gesetzliche Vorgabe, wie viele Leitungs- und Verwaltungspositionen pro Einrichtung aus den Heimentgelten finanziert werden dürfen, erfolgen.

Vermutlich würden allein schon diese Maßnahmen dazu beitragen, eine Verbesserung der personellen Ausstattung in den Heimen weitgehend kostenneutral umzusetzen.

Außerdem ist es unbedingt notwendig, die Pflege von bürokratischen Anforderungen zu befreien, damit den Pflegenden mehr Zeit für die Bewohner bleibt. Die Aussetzung der sinnlosen Pflegenoten war sicherlich ein erster, wenn auch sehr zögerlicher und viel zu klein geratener Schritt in die richtige Richtung. Es sollte nun nur nicht der Fehler begangen werden, ein verfehltes System durch das nächste zu ersetzen. Vielmehr gehören die Heimkontrollen in ihrer Gesamtheit auf den Prüfstand, denn es herrscht dort vielfach ein kontraproduktiver Wildwuchs, bei dem manche Vorschriften sogar nur der Existenzberechtigung der Aufsichtsbehörde zu dienen scheinen.

Ebenso wenig ist nachvollziehbar, warum mit der Heimaufsicht nach den jeweiligen Landesheimgesetzen und dem MDK zwei Behörden dieselben Sachverhalte kontrollieren. Für den dringend erforderlichen Bürokratieabbau wäre hier eine Zusammenführung der Prüfaufträge in einer Behörde geboten. Diese Behörde müsste allerdings unabhängig sein und keinerlei anderen Interessen vertreten, wie dies beim MDK und auch bei einigen Heimaufsichtsbehörden der Länder der Fall ist.

Zweifellos sind Kontrollen der Heime unabdingbar. Dabei müssen die Prüfinstrumente jedoch so beschaffen sein, dass sie die Lebensbedingungen der Heimbewohner und die entsprechenden Leistungen der Einrichtung überprüfen und nicht, wie es beim Pflege-TÜV der Fall ist, die Lebensqualität der Bewohner mit der Lückenlosigkeit der Pflegedokumentation gleichsetzen. Auch wenn es bereits verschiedene Ansätze und alternative Prüfmodelle gibt, wird es nicht einfach sein, ein solches Kontrollinstrument zu entwickeln, das zudem noch allgemeine Akzeptanz finden muss. Hierzu sind Gerontologie und Pflegewissenschaft daher ebenso aufgerufen, wie zu der Erarbeitung neuer Dokumentationssysteme, die der Verbesserung der Pflege und Betreuung dienen müssen und keinen Selbstzweck darstellen dürfen. Dabei ist eine enge Verzahnung mit der Praxis durch die Beteiligung von Pflegepraktikern sowie basisdemokratischen Rückkoppelungen zwingend erforderlich. Wie viele brach liegende Bedürfnisse von Bewohnern könnten befriedigt werden, wenn Pflege – um es plakativ auszudrücken – wieder am Bett und nicht am Schreibtisch stattfinden würde?!

Von einer verbesserten Personalausstattung bei gleichzeitigem Abbau der bürokratischen Anforderungen an die Pflege würden aber nicht nur die Bewohner profitieren, sondern auch die Pflegenden. Die Durchführung von Pflegemaßnahmen könnte dann unter weniger Zeitdruck stehen, sodass sich die belastende Arbeitsverdichtung und der daraus folgende Stress für die Pflegekräfte verringern würden. Auch wäre es dadurch beispielsweise möglich, Pflegehandlungen, die unter den gegenwärtigen Bedingungen aus zeitlichen Gründen alleine ausgeführt werden, nun zu zweit zu erbringen. Damit könnten schwere Hebetätigkeiten verringert und damit ein wichtiger Beitrag zur Gesundheitsprophylaxe der Pflegenden geleistet werden. Außerdem würde die derzeit bestehende Diskrepanz zwischen den Ansprüchen an die eigene Tätigkeit und dem unter den gegenwärtigen Rahmenbedingungen tatsächlich Leistbaren verringert werden. Dies hätte mit Sicherheit eine Steigerung der Arbeitszufriedenheit zur Folge, denn Pflegekräfte müssten sich dann selbst weniger vorwerfen, was sie während einer Schicht wieder einmal nicht leisten konnten und wo sie Bewohner vernachlässigen mussten, sondern könnten sehr viel mehr Befriedigung aus ihrer Tätigkeit ziehen.

Vermutlich würde dies mit dazu beitragen, die auch volkswirtschaftlich problematischen hohen Aussteigerraten aus dem Beruf zu verringern. Die größtmögliche Vermeidung von Berufsausstiegen ist eine wesentliche Notwendigkeit, um die Versorgung der Pflegebedürftigen trotz des demografischen Wandels und des gesamtgesellschaftlich steigenden Pflegebedarfs auch künftig sicherzustellen. Zur Erreichung dieses Ziels bedarf es freilich noch weiterer Maßnahmen, um den Altenpflegeberuf attraktiver zu machen. In diesem Zusammenhang ist auch eine verbesserte Bezahlung zu nennen. Vielleicht würde es als ersten Schritt sogar schon ausreichen, wenn die Träger wieder in die Lage versetzt würden, flächendeckend Tariflöhne zu zahlen. Aufgrund der restriktiven Pflegesatzpolitik der öffentlichen Kostenträger sahen sich in den vergangenen Jahren jedoch viele Einrichtungsträger gezwungen, aus den Tarifverträgen auszusteigen. Diese negative Entwicklung muss dringend revidiert werden.

Um dem künftig weiterhin rasant steigenden Bedarf an Pflegekräften gerecht zu werden, ist neben den schon skizzierten Maßnahmen eine Ausbildungsoffensive erforderlich. Dazu bedarf der Altenpflegeberuf auch eines Imagewandels: Während einerseits die derzeit extrem hinderlichen und negativen Rahmenbedingungen der Pflege verbessert werden müssen, sollten andererseits zugleich die zahlreichen positiven Aspekte dieses Berufs herausgestellt und ebenso angemessen wie professionell in der Öffentlichkeit kommuniziert werden.

Zur Nachwuchssicherung zählt des Weiteren, dass die Auszubildenden eine Ausbildungsvergütung erhalten, mit der sie ihren Lebensunterhalt bestreiten können und nicht noch Schulgeld mitbringen müssen, um überhaupt Altenpfleger werden zu dürfen. Es ist völlig unfassbar, dass ein solcher Anachronismus heute noch immer besteht.

Zu der notwendigen grundlegenden Strukturreform der stationären Altenhilfe gehört auch, das gesamte Finanzierungssystem der Heime kritisch zu überprüfen und auf neue Füße zu stellen. Die Pflegeversicherung kann in ihrem stationären Teil nur als gescheitert bezeichnet werden. Es wäre daher folgerichtig, sie in der bestehenden Form gänzlich abzuschaffen. Denkbar wäre es beispielsweise, wenn die Pflege, wie auch in den meisten anderen Industriestaaten, über Steuern finanziert würde. Die bisher parallel mit ihren jeweiligen Infrastrukturen bestehenden Kostenträger, Pflegekasse und Sozialamt, könnten dann in einer Behörde zusammengefasst werden. Dadurch würden Geld gespart und Synergieeffekte erzielt, die letztlich wieder der Pflege zugutekommen könnten. Für die Heimbewohner müssten angemessene Modelle entwickelt werden, um sie an den Heimkosten zu beteiligen. Dabei ist aber sicherzustellen, dass dem Bewohner ein ausreichender Geldbetrag zur Finanzierung von Bedürfnissen des täglichen Lebens, die vom Leistungsangebot des Heimes nicht abgedeckt sind, zur Verfügung steht. Die Tatsache, dass viele alte Menschen nach einem langen Arbeitsleben mit dem Heimeinzug auch heute noch faktisch verarmen, ist eine Bankrotterklärung unseres Sozialsystems.

In der Einrichtung sollte der Bewohner einen Rechtsanspruch auf ein ausreichend großes Einzelzimmer haben. Konzeptionell ist von den Heimen sicherzustellen, dass der alte Mensch dieses Zimmer mit eigenen Einrichtungsgegenständen nach seinen Wünschen gestalten und damit personalisieren kann. Ebenso ist ihm ein Tagesablauf zu ermöglichen, der seinen Bedürfnissen, Wünschen und Gewohnheiten entspricht und der sich nicht an den organisatorischen Abläufen des Heimes orientiert. Hierzu gehören auch das Angebot vielfältiger Aktivitäten sowie kultureller und geselliger Veranstaltungen, unter denen der Bewohner diejenigen auswählen kann, welche seinen Interessen entsprechen.

Stationäre Einrichtungen, die über solche Rahmenbedingungen verfügen und entsprechend konzeptionell arbeiten würden, hätten sicher ihren Schrecken verloren. Doch davon sind die deutschen Heime weit entfernt. Es ist zu befürchten, dass der schon seit Jahrzehnten bekannte demografische Wandel die Situation im Gegenteil in der

Zukunft noch sehr viel schwieriger werden lässt. Wenn wir derzeit schon von einem „Pflegenotstand" sprechen müssen, wird ohne radikale Reformen des Altenhilfesystems eine „Pflegekatastrophe" auf uns zukommen. Es gibt jedoch keinerlei Anzeichen, dass die sozialpolitisch Verantwortlichen die Brisanz dieser Situation in ihrem ganzen Ausmaße erkannt hätten, geschweige denn, dass sie Gegenmaßnahmen ergreifen würden. Es scheint so, als würden wir widerstandslos in die Katastrophe taumeln.

Die Heime stehen nun bereits seit einigen Jahren verstärkt im Fokus einer kritischen Medienberichterstattung und damit auch am Pranger der öffentlichen Wahrnehmung. Teilweise stehen sie dort zurecht. Dies gilt vor allem, wenn seitens der Heimträger Profitinteressen über die der ihnen anvertrauten Bewohner gestellt werden. Andererseits ist aber nicht zu verleugnen, dass der weitaus überwiegende Teil der Einrichtungen darum bemüht ist, ihren Bewohnern eine bestmögliche Pflege und Betreuung zukommen zu lassen. Doch auch die gutwilligsten und engagiertesten Mitarbeiter leiden unter den zuvor skizzierten mangelhaften Rahmenbedingungen, denen zumindest eine teilweise Vernachlässigung der Bewohner immanent ist und die zugleich Pflegende überfordern sowie teilweise sogar ausbrennen lassen. Die strukturellen Bedingungen der stationären Altenhilfe bilden damit außerdem einen Nährboden für personale Gewalt. Das gilt insbesondere für Menschen, die, beispielsweise von Arbeitsagenturen, in den Altenpflegeberuf gedrängt wurden, obgleich sie dafür eigentlich überhaupt keine persönliche Eignung besitzen.

Diese tiefgehenden sozialpolitischen Strukturprobleme sind die eigentlichen Ursachen für die von den Medien zurecht beklagten Skandale. Obgleich die Zusammenhänge ebenfalls schon seit Jahrzehnten bekannt sind, hat sich aber keine der verschiedenen Regierungen dieser Zeitspanne ernsthaft um Lösungen bemüht. Die vermeintlichen Lösungsansätze, die präsentiert wurden, waren entweder kontraproduktiv, wie die Überregulierung der Heime, die im Pflege-TÜV ihren absurden Höhepunkt gefunden hat oder sie gehen an den eigentlichen Problemen vorbei. Ein aktuelles Beispiel dafür ist die Erhöhung der Anzahl zusätzlicher Betreuungskräfte, mit der sich das zuständige Ministerium öffentlichkeitswirksam schmückt, obgleich diese Maßnahmen die Personalprobleme keineswegs lösen wird, weil eigentlich qualifizierte Pflegekräfte benötigt werden. Diese Mischung aus Ignoranz und Versagen der politisch Verantwortlichen ist der eigentliche Skandal in der deutschen Heimlandschaft. Am Pranger sollten daher weniger die Heime stehen, sondern zuvorderst die für diese Zustände verantwortliche Sozialpolitik.

Literaturverzeichnis

Bank für Sozialwirtschaft (2012): BFS-Marktreport 2012, Pflegeheime unter Druck, Köln.

Behörde für Arbeit, Gesundheit und Soziales der Stadt Hamburg: Heimbefragung 1998, Ausgabe 2.

Bundesministerium für Bildung und Forschung: Berufsbildungsbericht 2013.

Bundesministerium für Familie und Senioren (1992): Konflikt- und Belastungssituationen in stationären Einrichtungen der Altenhilfe und Möglichkeiten ihrer Bewältigung, Kohlhammer, Stuttgart.

Bundesministerium für Familie, Senioren, Frauen und Jugend (Hrsg.) (1997): Hilfe- und Pflegebedürftige in Heimen, Kohlhammer, Stuttgart.

Bundesministerium für Familie, Senioren, Frauen und Jugend (2006), Erster Bericht des Bundesministeriums für Familie, Senioren, Frauen und Jugend über die Situation der Heime und die Betreuung der Bewohnerinnen und Bewohner – Anlagen.

Bundesministerium für Gesundheit: Bericht des Expertenbeirats zur konkreten Ausgestaltung des neuen Pflegebedürftigkeitsbegriffs vom 27. Juni 2013.

Claus, Armin (1983): Droht eine Gesellschaft von Taschengeldempfängern? Plädoyer für eine bessere Sicherung im Falle von Pflegebedürftigkeit, Wiesbaden.

Deppe, Hans-Ulrich (1973): Industriearbeit und Medizin, Fischer Athenäum Verlag, Frankfurt am Main.

Der Beauftragte der Bundesregierung für die Belange der Patientinnen und Patienten sowie Bevollmächtigter für Pflege (2015): Pressemitteilung Nr. 3, Endlich gute Pflege erkennen – Neues Konzept für den Pflege-TÜV.

Deutscher Verein für öffentliche und private Fürsorge (1979): Nomenklatur der Veranstaltungen, Dienste und Einrichtungen der Altenhilfe, Frankfurt am Main.

Diehl, Pia/Bachem, Jörn: Pflegenoten auf dem Prüfstand der Sozialgerichte, in: Altenheim 2/2012.

Dr. med. Mabuse, Zeitschrift im Gesundheitswesen: Schulgeld statt Vergütung – Schüler/innen in der Altenpflege wehren sich, Nr. 48, Juni/Juli 1987.

Dr. med. Mabuse, Zeitschrift für alle Gesundheitsberufe: „Momentaufnahme", Ein Gespräch über Lebensqualität in Altenpflegeheimen, November/Dezember 2011.

Ernst & Young (2011): Stationärer Pflegemarkt im Wandel, Gewinner und Verlierer 2020.

Fischer, Konrad: Caritas und Diakonie bedienen sich beim Staat, in: Wirtschaftswoche vom 20.11.2012.

Forschungsgesellschaft Gerontologie e.V.(2003): Entbürokratisierungspotenziale in stationären Einrichtungen der Altenpflege, Dortmund.

Gofman, Erving (1973): Asyle, Über die soziale Situation psychiatrischer Patienten und anderer Insassen, Suhrkamp, Frankfurt am Main.

Graber-Dünow, Michael: Zukunft unserer Pflegeheime – Perspektiven angesichts des Personalnotstands, in: AltenPflegerin + AltenPfleger, Heft 6/1992.

Graber-Dünow, Michael: Bürokratie statt Hilfe, Die Auswirkungen neuer Regelungen in der stationären Altenhilfe, in: Blätter der Wohlfahrtspflege, Heft 5/2002.

Graber-Dünow, Michael (2003): Milieutherapie in der stationären Altenhilfe, 2., vollständig überarbeitete Auflage, Schlütersche, Hannover.

Graber-Dünow, Michael: Bewohnerorientierung als Qualitätsmerkmal, in: Altenheim 7/2004.

Graber-Dünow, Michael: Modernes Raubrittertum, Kürzung des Barbetrags für HeimbewohnerInnen, in: Dr. med. Mabuse, Nr. 152, November/Dezember 2004.

Graber-Dünow, Michael: Qualität durch Bürokratie?, Pflegequalität in Altenpflegeheimen, in: Dr. med. Mabuse, Nr. 154, März/April 2005.

Graber-Dünow, Michael: Zukunft der Pflegeheime, Zwischen Finanzierungsproblematik und Bedürfnisorientierung, in: Dr. med. Mabuse, Heft 155, Mai/Juni 2005.

Graber-Dünow, Michael: Bürokratische Überregulierung, in: Sozialwirtschaft, Heft 3/2006.

Graber-Dünow, Michael: Ein bürokratisches Monstrum, 10 Jahre Pflegeversicherung stationär, in: Dr.med. Mabuse 162, Juli/August 2006.

Graber-Dünow, Michael: Eigener Herd ist Goldes wert, Insourcing der Heimküche, in: Verpflegungsmanagement, 12/2007.

Graber-Dünow, Michael (2008): „Das gibt's nur einmal", Kulturarbeit im Altenpflegeheim. Schlütersche, Hannover.

Graber-Dünow, Michael: „Wir sollen Akten pflegen, nicht die Menschen", in: Sozialwirtschaft 5/2010.

Graber-Dünow, Michael: Mogelpackung Pflegenoten, Auswirkungen der Pflegetransparenzvereinbarung auf die Altenpflege, in. Dr. med. Mabuse, Nr, 189, Januar/Februar 2011.

Graber-Dünow, Michael: Qualität ist, wenn man trotzdem lacht, in: Dr. med. Mabuse 194, November/Dezember 2011.

Graber-Dünow, Michael: Zur Geschichte der „Geschlossenen Altersfürsorge" von 1919 bis 1945, in: Hilde Steppe (Hrsg.), Krankenpflege im Nationalsozialismus, 10. aktualisierte und erweiterte Aufl., Mabuse-Verlag, Frankfurt am Main.

Harris, Roland/Klie, Thomas/Ramin, Egbert (1995): Heime zum Leben, Wege zur bewohnerorientierten Qualitätsentwicklung, Vicentz Verlag, Hannover.

Heinzelmann, Martin (2004): Das Altenheim – immer noch eine „Totale Institution"? Eine Untersuchung des Binnenlebens zweier Altenheime. Dissertation zur Erlangung des sozialwissenschaftlichen Doktorgrades der Sozialwissenschaftlichen Fakultät der Universität Göttingen.

Hessisches Ministerium für Frauen, Arbeit und Sozialordnung (1996): Begleitbroschüre zur Ausstellung „50 Jahre stationäre Alteneinrichtungen in Hessen", Wiesbaden.

Höpflinger, François: Enkelkinder und Großeltern – Die Sicht beider Generationen, in: Helmut Bachmaier (Hrsg.) (2005): Der neue Generationenvertrag, Wallstein Verlag, Göttingen.

Institut für Demoskopie Allensbach (2009): Pflege in Deutschland,

Ansichten der Bevölkerung über Pflegequalität und Pflegesituation.

Institut für Pflegewissenschaft an der Universität Bielefeld (2011): Entwicklung und Erprobung von Instrumenten zur Beurteilung der Ergebnisqualität in der stationären Altenhilfe, Abschlussbericht, Bielefeld/Köln.

Justina-Nachrichten, Heimzeitschrift des Altenpflegeheim Justina von Cronstetten Stift (2006), Frankfurt am Main, Heft 91

Kuratorium Deutsche Altershilfe (1988): Neue Konzepte für das Pflegeheim – auf der Suche nach mehr Wohnlichkeit, vorgestellt 46, Köln.

Kuratorium Deutsche Altershilfe: Pressedienst 1/1994

Lang, Frieder R./Engel, Sabine A./Rupprecht, Roland/Sonnenberg, Magdalena/Szymanska, Anna (2007): Das Einzelzimmer im Alten- und Pflegeheim – Bestandsaufnahme, Literaturüberblick und Feldstudie zu den Qualitätsstandards von Einzel- und Doppelzimmern in Alten- und Pflegeheimen in Deutschland und in Bayern, Erlangen.

Lehr, Ursula (1977): Psychologie des Alterns, 3. durchges. u. erw. Auflage, Quelle & Meyer, Heidelberg.

Rahmenvereinbarung zur Umsetzung des § 87b SGB XI in Pflegeeinrichtungen in Hessen, Beschluss der AG stationäre Pflege in Hessen vom 19.12.2014.

Saup, Winfried: Altenheime als „Umwelten", in: Kruse, Andreas/Wahl, Hans-Werner (Hrsg.) (1994): Altern und Wohnen im Heim: Endstation oder Lebensort?, Verlag Hans Huber, Bern, Göttingen, Toronto, Seattle.

Schaeffer, Doris/Wingenfeld, Klaus: Qualität der Versorgung Demenzkranker – Strukturelle Probleme und Herausforderungen, in: Pflege & Gesellschaft 13. Jg. 2008 H. 4.

Schneekloth, Ulrich/von Törne, Ingolf, Entwicklungstrends in der stationären Versorgung – Ergebnisse der Infratest-Repräsentativerhebung, in: Bundesministerium für Familie, Senioren, Frauen und Jugend, Möglichkeiten und Grenzen selbständiger Lebensführung in stationären Einrichtungen (2007), München.

Scholz-Weinrich, Gabriele/Graber-Dünow, Michael, Milieugestaltung und Betreuungsmaßnahmen, in: Scholz-Weinrich, Gabriele/Graber-Dünow, Michael (Hrsg.) (2015): Lebensraum Bett. Bettlägerige alte Menschen im Pflegealltag, Schlütersche, Hannover.

Seligmann, Martin (1992): Erlernte Hilflosigkeit, 4. erweiterte Auflage, Psychologie Verlags Union, Weinheim.

Siegert, Sonja: „Ein Heim ist immer nur die zweitbeste Lösung", Gespräch mit Klaus Dörner und Michael Graber-Dünow, in: Dr. med. Mabuse Nr. 169, September/Oktober 2007.

Statistische Ämter des Bundes und der Länder (2010): Demografischer Wandel in Deutschland, Auswirkungen auf Krankenhausbehandlungen und Pflegebedürftige im Bund und in den Ländern.

Statistisches Bundesamt (2013): Erfüllungsaufwand im Bereich … Pflege, Antragsverfahren auf gesetzliche Leistungen für Menschen, die pflegebedürftig oder chronisch krank sind, Projektreihe Bestimmung des bürokratischen Aufwands und Ansätze zur Entlastung.

Steffen, Petra/Löffert, Sabine (2010): Ausbildungsmodelle in der Pflege, Forschungsgutachten im Auftrag der Deutschen Krankenhausgesellschaft.

Struppek, Delia (2010): Patientensouveränität im Pflegeheim – Möglichkeiten und Grenzen aus der Sicht von hochaltrigen, mehrfach erkrankten Pflegeheimbewohnern, ihren Ärzten, Pflegekräften und privaten Bezugspersonen, Dissertation zur Erlangung des akademischen Grades Doktor der Philosophie, Fachbereich Erziehungswissenschaften und Psychologie der Freien Universität Berlin.

Szent-Ivanyi, Timot: Zu wenig Geld für Pflegereform, in: Frankfurter Rundschau vom 4./5. Oktober 2014.

Tews, Hans Peter (1979): Soziologie des Alterns, Quelle & Meyer, Heidelberg.

Verband Deutscher Alten- und Behindertenhilfe e.V. (2003).: Agenda „Weniger Bürokratie – mehr Pflege", Essen/Hannover.

Vereinbarung nach § 115 Abs. 1a Satz 6 SGB XI über die Kriterien der Veröffentlichung sowie die

Bewertungssystematik der Qualitätsprüfungen nach § 114 Abs. 1 SGB XI sowie gleichwertiger Prüfergebnisse in der stationären Pflege – Pflege-Transparenzvereinbarung stationär (PTVS) – vom 17. Dezember 2008 in der Fassung vom 10.06.2013, Anlage 3, Ausfüllanleitungen für die Prüfer.

Verwendete Internetseiten

www.aok.de
www.aok-gesundheitspartner.de
www.baua.de
www.bertelsmann-stiftung.de
www.bmbf.de
www.bmfsfj.de
www.bmg.bund.de
www.curanum.de
www.demenz-support.de
www.destatis.de
www.deutsche-rentenversicherung.de
www.diakonie-neu-ulm.de
http://dipbt.bundestag.de
www.dkgev.de
www.dki.de
www.dza.de
www.ey.com
www.finanzen.net
www.frankfurt.de
www.gbe-bund.de
www.hessischer-pflegemonitor.de
www.immac.de
http://investigativ.welt.de
www.ism-mainz.de
www.lohnspiegel.de
www.moratorium-pflegenoten.de
www.mindestlohn.de
www.orh.bayer.de
www.petra-crone.de
www.pflegen-online.de
www.ppm-online.org
www.spiegel.de
de.statista.com
www.statistikportal.de
www.thieme.de
www.vdk.de
www.wip-pkv.de
www.wohlfahrtintern.de
www.zeit.de

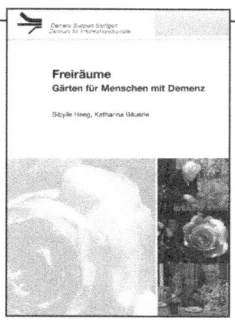 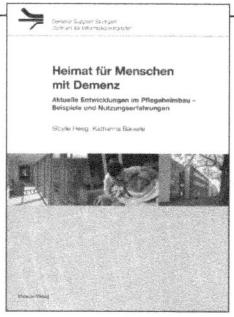 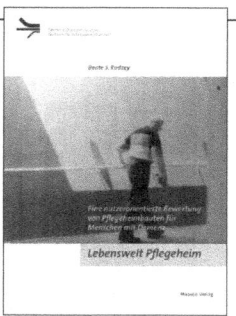

Sibylle Heeg, Katharina Bäuerle
Freiräume
Gärten für Menschen mit Demenz

A4, 90 S., farbig illustr.
29,90 Euro
978-3-938304-85-3

Die Planung eines Gartens für Menschen mit Demenz stellt spezielle Anforderungen. Diese Publikation erläutert wesentliche Aspekte eines funktionierenden Freibereiches für Menschen mit Demenz, entwickelt konkrete Hinweise zur Gestaltung und veranschaulicht sie an zahlreichen Beispielen.

Sibylle Heeg, Katharina Bäuerle
Heimat für Menschen mit Demenz
Aktuelle Entwicklungen im Pflegeheimbau – Beispiele und Nutzungserfahrungen

A4, 281 S., farbig illustr.
39,90 Euro
978-3-938304-93-8

„Aufschlussreiches Buch, das manchen Aha-Effekt auslöste ... Wer sich für Milieugestaltung interessiert, dem sei das Buch ans Herz gelegt – Bauherren sowieso!" (Altenpflege)

Beate S. Radzey
Lebenswelt Pflegeheim
Eine nutzerorientierte Bewertung von Pflegeheimbauten für Menschen

388 S., 39,90 Euro
978-3-86321-211-7

Die Studie analysiert die tatsächliche Nutzung eines Pflegeheimgebäudes: Menschen mit Demenz brauchen keine Spezial-Lösungen, sondern – wie andere BewohnerInnen auch – sorgfältig geplante Umwelten, die alters- und krankheitsspezifischen Einschränkungen Rechnung tragen.

Mabuse-Verlag
Postfach 900647 b • 60446 Frankfurt am Main
Tel.: 069 – 70 79 96-16 • Fax: 069 – 70 41 52
info@mabuse-verlag.de • www.mabuse-verlag.de

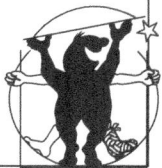

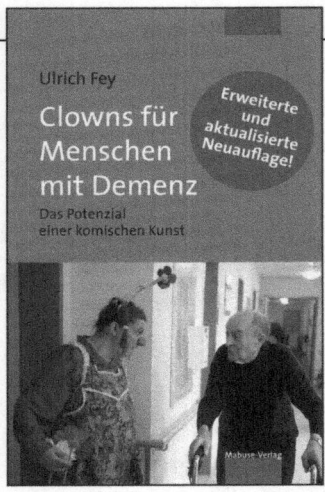

Ulrich Fey

Clowns für Menschen mit Demenz
Das Potenzial einer komischen Kunst.
Mit einem Vorwort von Prof. Dr. Dr. Rolf Dieter Hirsch.
2. erweiterte und aktualisierte Auflage 2014

205 S., 16,90 Euro, ISBN 978-3-86321-015-1

Ulrich Fey erläutert die Grundlagen wirksamer Clownarbeit und prüft ihre Möglichkeiten im Zusammenhang mit Demenz. Er geht der Frage nach, warum gute Pflegebeziehungen in unserem Gesundheitswesen unbedingt einer Ausnahmeerscheinung wie der des Clowns bedürfen.

Ein „emotionales Sachbuch" – mit Anregungen und Analysen für Professionelle in Alten- und Pflegeheimen sowie für alle, die als Clowns auf diesem Feld arbeiten wollen. Aber auch Betroffene und pflegende Angehörige können von der besonderen Sichtweise eines Clowns auf die Demenz profitieren. Erweiterte und aktualisierte Neuauflage!

Mabuse-Verlag
Postfach 900647 b • 60446 Frankfurt am Main
Tel.: 069 – 70 79 96-16 • Fax: 069 – 70 41 52
info@mabuse-verlag.de • www.mabuse-verlag.de

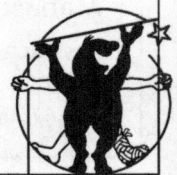

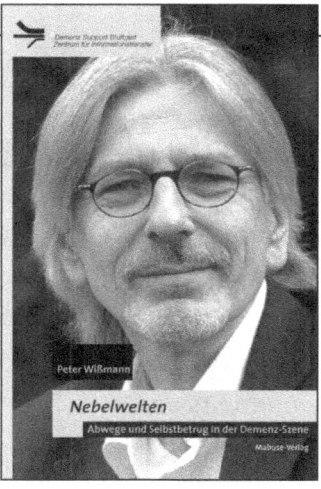

Peter Wißmann

Nebelwelten

Abwege und Selbstbetrug in der Demenz-Szene

150 S., 16,90 Euro, ISBN 978-3-86321-235-3

In der „Demenz-Szene" gären ständig neue Versorgungskonzepte, und die Forschung liefert Woche für Woche Meldungen über den angeblich bevorstehenden Durchbruch. Doch dass das Thema Demenz ein Selbstläufer geworden ist, hat zu krassen Fehlentwicklungen geführt: Ziele werden nur vage definiert, Interventionen erfolgen wirr und wenig durchdacht. Gute Ideen erschöpfen sich so leicht in schicken Phrasen und bequemen Ritualen. Aus vielen schlechten Ideen kann schnell ein gefährlicher neuer Mainstream entstehen. So kann es nicht weitergehen, sagt Peter Wißmann. In seiner Streitschrift hält er der „Demenz-Szene" den Spiegel vor. Er benennt Irrwege und zeigt Alternativen auf. Und: er lenkt den Blick wieder auf die Menschen, um die es bei dem Ganzen eigentlich gehen sollte.

Mabuse-Verlag

Postfach 900647 b • 60446 Frankfurt am Main
Tel.: 069 – 70 79 96-16 • Fax: 069 – 70 41 52
info@mabuse-verlag.de • www.mabuse-verlag.de

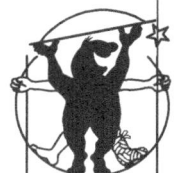

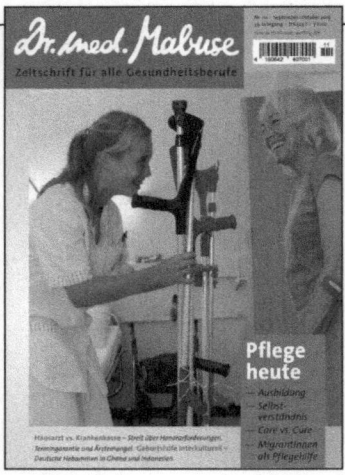

Dr. med. Mabuse

Zeitschrift für
alle Gesundheitsberufe

- kritisch
- unabhängig
- für ein soziales Gesundheitswesen

Schwerpunktthemen der letzten Hefte:

Psychiatrie (216) • Infektionen & Epidemien (215) • Schlafen & Wachen (214) • Trauma (213) • Mobilität (212) • Pflege heute (211) Hilfe beim Sterben (210) • Demenz (209) • Wohnen im Alter (207) Alternative Medizin (206) • Schuld (205) • Schwangerschaft und Geburt (204) • Sucht (203) • Soziale Arbeit (202) • Schmerz (201) Evidenzbasierung (200) • Ambulante Versorgung (199) • HIV/Aids (198) Arbeiten im Team (197) • Lobbyismus (196) • Qualität (194) Kindergesundheit, Kinderarmut (193) • Ausbildung (187) Privatisierung (186) • Ekel & Scham (181)

Eine vollständige Übersicht aller erhältlichen Ausgaben finden Sie auf unserer Homepage.

Abo zum Vorzugspreis (und ein Geschenk)!
Jetzt Dr. med. Mabuse zum Vorzugspreis von 29 Euro (statt 42 Euro) pro Jahr (6 Hefte) abonnieren und ein Buch oder einen Büchergutschein über 15 Euro als Geschenk aussuchen!

Kostenloses Probeheft anfordern:

Mabuse-Verlag

Postfach 900647 b • 60446 Frankfurt am Main
Tel.: 069 – 70 79 96-16 • Fax: 069 – 70 41 52
info@mabuse-verlag.de • www.mabuse-verlag.de

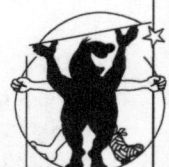